Maren Bustorf-Hirsch

Gesunde Ernährung für mein Kind

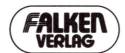

Von Maren Bustorf-Hirsch sind im Falken-Verlag außerdem erschienen:
»Biologisch kochen«; »Haltbar machen durch Trocknen und Dörren«;
»Joghurt, Quark, Käse und Butter«; »Biologisch backen«; »Selbstversorgung aus
dem eigenen Anbau«, »Abwechslungsreiche Vollwertküche« und
»Gesund kochen mit Keimen und Sprossen«.

EL   = Eßlöffel
TL   = Teelöffel
gestr. = gestrichen

Die Rezepte sind, wenn nicht anders vormerkt, für vier Personen berechnet.

ISBN 3 8068 0776 0

© 1985/1987 by Falken-Verlag GmbH, 6272 Niedernhausen/Ts.
Fotos: Fotostudio Eberle, Schwäbisch Gmünd
Zeichnungen: Brigitte Braun, Bad Schwalbach
Die Ratschläge in diesem Buch sind von Autor und Verlag sorgfältig erwogen und
geprüft, dennoch kann eine Garantie nicht übernommen werden. Eine Haftung
des Autors bzw. des Verlages und seiner Beauftragten für Peronen-, Sach- und
Vermögensschäden ist ausgeschlossen.
Gesamtherstellung: Neuwieder Verlagsgesellschaft mbH, Neuwied

Inhaltsverzeichnis

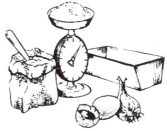

Zu diesem Buch   7

Ernährung und Gesundheit unserer Kinder   8

Wie sieht gesunde Ernährung aus?   11

Die Grundbausteine der menschlichen Ernährung   11

    Die Nährstoffe   12

    Die Vitalstoffe   14

    Die Ballaststoffe   15

Die Bedeutung der wichtigsten Lebensmittel und ihre Zubereitung   15

    Das Getreide   15

    Gemüse, Blattsalate und Obst   17

    Milch und Milchprodukte   18

    Eier   18

    Fleisch und Wurstwaren   19

    Zucker, Süßigkeiten und Honig   19

    Nüsse, Samen, Kräuter und Gewürze   20

Umstellung auf eine gesunde Ernährung   21

Tips, wie man Kindern Vollwertkost schmackhaft macht   21

Ernährungsgewohnheiten sind auch eine Frage der Erziehung   22

Rezeptteil 26

Hinweise zu den Rezepten 26

Frühstücken wie ein König 26

Muntermacher und Energiespender für die Pause 30

Das vollwertige Mittagessen 36

    Rohkost – ein Eßvergnügen für die Kinder 37

    Zehnmal Nudelglück für unsere Kinder 39

    Suppen, die selbst der Suppenkaspar ausgelöffelt hätte! 44

    Getreidegerichte – vielseitig und nie langweilig 46

    Aufläufe – die Überraschung am Mittagstisch 50

    Gesunde und schmackhafte Kartoffelgerichte 52

Schmackhafte Nachspeisen und gesunde Naschereien für kleine Leckermäulchen 54

Leichte Kost zum Tagesausklang 64

Trinken – für Kinder besonders wichtig 72

Der Kindergeburtstag – »gesunde Ernährung auf dem Prüfstand« 76

Die Ernährung kranker Kinder 84

    Ernährung bei Fieber 85

    Hilfe bei Erkältungskrankheiten 87

    Hilfe bei Magen- und Darmerkrankungen 88

Säuglingsernährung – was ist das beste für die neuen Erdenbürger? 90

Rezeptverzeichnis 95

Zu diesem Buch

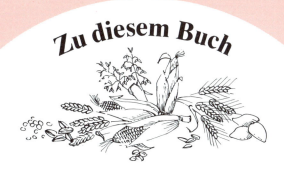

Besonders Kinder sollten eine gesunde Ernährung erhalten: Zum einen benötigen sie diese für ihr rasches Wachstum, zum anderen wird mit dieser Ernährung und den damit verbundenen Ernährungsgewohnheiten auch der Grundstein für ihre spätere Gesundheit gelegt.

Ich möchte Ihnen mit diesem Buch helfen, die Ernährungsgewohnheiten der Kinder und gleichzeitig auch der gesamten Familie umzustellen: weg von Nahrungsmitteln wie Milchpulver, Fertigbrei, Gläschenkost, Süßigkeiten, Pommes frites und Dosengerichten, hin zu viel frischem Obst und Gemüse, Milch- und Vollkornprodukten und anderen naturbelassenen Zutaten.

Aus eigener Erfahrung und aus vielen Gesprächen mit anderen Eltern weiß ich, daß sich eine solche Umstellung bestimmt lohnt. Wir selbst haben unsere Ernährung schon vor der Geburt unseres ersten Kindes konsequent verändert. Und unsere Kinder haben sich auch ohne die Fertigprodukte der Industrie, ohne Fleisch und ohne Süßigkeiten prächtig entwickelt. Inzwischen sind sie acht und fünf Jahre alt, sehr selten krank und haben zum Beispiel noch immer keine Löcher in den Zähnen.

Daß diese »andere« Ernährung besonders für Kinder nicht immer leicht durchzuhalten ist, wissen Sie vielleicht schon aus eigener Erfahrung. Man muß sich oft etwas einfallen lassen und nach geeigneten Alternativen suchen: Wenn die Freunde der Kinder ständig naschen, wenn die liebe Verwandtschaft den Kindern etwas Süßes mitbringt, wenn das Pausenfrühstück der Kinder vor den kritischen Augen der Klassenkameraden und -kameradinnen bestehen soll, oder wenn man auch den Kindergeburtstag mit gesunder Kost feiern will.

Einige Anregungen, wie Sie diese Probleme bewältigen können, finden Sie in diesem Buch und auch eine Fülle von Rezepten, mit denen ich Ihnen zeigen möchte, wie eine gesunde Vollwertkost für Kinder aussehen kann. Einige Tips, wie man den Kindern eine gesunde Nahrung schmackhaft machen kann, liefere ich Ihnen gleich noch mit.

Wenn Sie sich und Ihre Familie eine Zeitlang mit einer solchen Vollwertkost ernährt haben, werden Sie bald erleben, wie gut sich Ihr Kind entwickelt und wie wohl sich alle dabei fühlen: Ihr Kind ist ausgeglichen, aufgeschlossen, unternehmungslustig und fröhlich!

Und was wünschen sich Eltern mehr?

Ernährung und Gesundheit unserer Kinder

Für viele Menschen sind die eigenen Kinder der Anlaß, um über ihre Ernährungsgewohnheiten nachzudenken. Sie sind besorgt über die vielen Nachrichten in der Presse über Schadstoffe in der Muttermilch und in den Nahrungsmitteln. So kann man lesen, daß das Trinkwasser in vielen Gegenden mit gefährlichen Stoffen (insbesondere Nitrat) angereichert ist, so daß es nicht ohne Bedenken getrunken werden kann. Und fast jeden Tag ist zu hören, daß unsere Wälder sterben. Aber auch an den Kindern geht die Luftverschmutzung nicht spurlos vorüber: Pseudokrupp, Bronchitis, Dauerschnupfen und eine gehäufte Zunahme von Allergien sowie bei Säuglingen Fälle von plötzlichem Kindstod stehen in einem eindeutigen Zusammenhang mit dem Grad der Luftverschmutzung.

Was können wir Eltern für unsere Kinder tun, wenn schon Politiker angesichts solcher Tatsachen immer nur reden und selten handeln?
Wir müssen uns darüber im klaren sein, daß Kinder besonders empfindlich auf Umweltgifte und die in Lebensmitteln enthaltenen Schadstoffe reagieren, weil ihr sich rasch entwickelnder Organismus Schadstoffe viel schneller aufnimmt als der von Erwachsenen.

Mit den Schadstoffen im Trinkwasser und in der Luft müssen wir leben! Schützen können wir davor auch unsere Kinder nicht. In diesem Punkt können wir nichts weiter tun, als immer wieder Politiker auf diese Mißstände aufmerksam zu machen, damit endlich durchgreifende Maßnahmen erfolgen.

Im persönlichen Bereich können wir uns allerdings bemühen, auch um der Zukunft unserer Kinder willen, unseren Teil zur Schadstoffverringerung beizutragen: Sei es zum Beispiel beim Autofahren oder bei der Verwendung umweltfreundlicher Putz- und Waschmittel und Verpackungsmaterialien.

Bei der Auswahl der Lebensmittel können wir diejenigen bevorzugen, die ohne den Einsatz von chemischen Düngemitteln, Pestiziden und Herbiziden angebaut wurden, um wenigstens diesen Faktor der Umweltbelastung für unsere Kinder auszuschalten.

Außerdem hängt von der täglichen Nahrung des Kindes nicht nur sein Wohlbefinden entscheidend ab, sondern es wird auch der Grundstein für seine spätere Gesundheit gelegt.

Hören wir nicht überall, daß die meisten Erwachsenen von zahlreichen sogenannten Zivilisationskrankheiten geplagt werden? In den letzten Jahren schälen sich dabei immer deutlicher Zusammenhänge heraus. Der hohe Verbrauch an Fleisch, Weißmehl- und Zuckerprodukten begünstigt das Entstehen von chronischen Magen- und Darmstörungen, Bluthochdruck, Erkrankungen der Herzkranzgefäße, der Gehirngefäße, Diabetes und Gicht, um nur die häufigsten Erkrankungen zu nennen.

Nun – werden Sie sagen – das sind Krankheiten, unter denen Erwachsene, aber doch keine Kinder leiden! Auf den ersten Blick gesehen, stimmt dies. Aber der übermäßige Fett- und Eiweißkonsum und die denaturierten Kohlenhydrate schaden auch schon den Kindern. Der menschliche Körper ist nämlich erstaunlich anpassungsfähig: Über viele Jahre hinweg kann er Fehler und Störungen ausgleichen, er ist scheinbar gesund. Aber plötzlich trifft ihn, »wie ein Blitz aus heiterem Himmel«, die eine oder andere Krankheit, in die er in Wirklichkeit schon seit vielen Jahren geglitten ist.

Der Zustand der Zähne unserer Kinder kann uns als Gradmesser für ihre Gesundheit dienen. Schon Kleinkinder und 98 Prozent der Zehnjährigen haben Karies – hervorgerufen durch den hohen Zucker- und Weißmehlkonsum. (Bei Kleinkindern spielen auch die gesüßten Kindertees, die sie ständig als »Tröster« mit der Flasche erhalten, eine große Rolle.) Von außen werden die Zähne unmittelbar durch Süßigkeiten und durch den sauren Speichel angegriffen. Dieser entsteht, weil beim Abbau von Kohlenhydraten durch die Mundflora saure Produkte gebildet werden, die den Zahnschmelz angreifen. Zum andern leidet die Festigkeit der Zähne dadurch, daß beim Abbau von Zucker Mineralstoffe und das wichtige Vitamin B_1 fehlen. (Letzteres ist nämlich nur in Vollkorn- und nicht in Weißmehlprodukten enthalten.) Es kommt so zu Störungen im Stoffwechsel, wodurch unter anderem der saure Speichel bewirkt wird. Außerdem werden die Zähne äußerlich nicht mehr genügend gehärtet; denn nur durch kräftiges Kauen wird die Speichelproduktion angeregt, und die im Speichel enthaltenen Mineralstoffe festigen den Zahnschmelz. Kräftiges Kauen ist aber bei der üblichen Kost selten nötig.

Aus diesem Grunde sind Vollkornprodukte und viel Frischkost für Ihre Kinder so wichtig. Diese Nahrung muß Ihr Kind kräftig kauen. Außerdem werden durch diese Lebensmittel die Zähne von innen gehärtet, weil in ihnen die wichtigsten Mineralstoffe und Spurenelemente in harmonischer Zusammensetzung enthalten sind.

Ein weiteres augenfälliges Merkmal falscher Ernährung ist das Übergewicht vieler Kinder. In den seltensten Fällen ist dies eine krankhafte Veranlagung, meist ist es eine Folge falscher Ernährung, falscher Eßgewohnheiten sowie eines Bewegungsmangels.

Untersuchungen haben gezeigt, daß übergewichtige Kinder häufig schon als Babys dick waren. Oft wurden sie bei jedem Schreien gestillt oder bekamen die Flasche. Jede Unmutsäußerung wurde mit Nahrungszufuhr statt mit Zuwendung besänftigt. Als Kleinkind erhielten sie als Belohnung oder Trost Süßigkeiten. Solche Kinder »belohnen« sich, wenn sie älter sind, selbst mit Naschereien, oder sie essen häufig aus Langeweile. Durch die ständige Zufuhr von leeren Kohlenhydraten haben sie kein natürliches Sättigungsgefühl mehr. Hier hilft nur eine Umstellung der Ernährung auf viel Frisch- und Vollkornkost. Durch ihren hohen Ballaststoffanteil tritt ein wesentlich schnelleres Sättigungsgefühl ein. Mit der Zufuhr von genügend Vitalstoffen verschwindet dann meist auch das ständige Verlangen nach etwas Süßem.

Neben diesen beiden auffälligen Folgen falscher Ernährung gibt es viele andere Störungen im Allgemeinbefinden der Kinder, die direkt mit der Ernährungsweise zusammenhängen. So sind Vitamine und Mineralstoffe für die Gesundheit des Kindes sehr entscheidend. Vitamine spielen bei allen Stoffwechselprozessen eine Schlüsselrolle. Da sie vom Körper nicht selbst hergestellt werden können, muß das Kind die Vitamine durch seine Nahrung aufnehmen. Obwohl es kaum zu glauben ist, kommt es auch in unserer Überflußgesellschaft durch die übliche Kochkost, durch Weißmehlprodukte und durch den einseitigen Verzehr von Fertigprodukten – besonders bei Jugendlichen – zu Vitaminmangelerscheinungen. Infektanfälligkeit und Appetitlosigkeit sind dabei oft Zeichen von Vitamin-C-Mangel. Diesen Mangel verhindert man vor allem durch viel frisches Obst und Sprossen. Sind Kinder ständig müde, können sie sich schwer konzentrieren, neigen sie sogar zu Depressionen, so kann das Fehlen von Vitamin B_1 schuld daran sein. Durch Vollkornprodukte, Hülsenfrüchte und Sprossen, bei gleichzeitiger Einschränkung von Süßigkeiten, kann diesem Mangel leicht begegnet werden.

Kommt es gar in Extremfällen bei älteren Kindern und Jugendlichen zu Wachstumsstörungen, so fehlt ihnen in vielen Fällen Vitamin B_2, das hauptsächlich in Eigelb, Milch- und Milchprodukten sowie vielen grünen Pflanzen enthalten ist.

Außerdem leidet fast die Hälfte aller Jugendlichen (bei Mädchen sind es sogar 70 Prozent) unter einem ständigen Eisenmangel. Er kann sich durch Müdigkeit, Blässe, Mangel an Ausdauer, Unkonzentriertheit und Kopfschmerzen bemerkbar machen. Eisen ist aber unentbehrlich für den Sauerstofftransport im Blut und die Sauerstoffversorgung in den Zellen. Achten Sie deshalb auch darauf, daß die Jugendlichen genügend Vollkornprodukte sowie Nüsse, Obst und Gemüse (Grünkohl, Lauch, Erbsen, Petersilie, Spinat usw.) essen.

Damit Ihre Kinder nicht schon sehr früh unter einem hohen Blutdruck leiden müssen, sollten Sie bei der Zubereitung der Speisen stets sparsam mit Kochsalz umgehen. Die Nahrung von Babys und Kleinkindern wird überhaupt nicht gesalzen. Auch ältere Kinder und Heranwachsende sollten sehr sparsam mit Salz umgehen; ein Salzfaß gehört deshalb nie zur freien Verfügung auf den Tisch. Eine Menge von 0,6 bis 3,5 g Salz ist ausreichend, meist sind in der Nahrung aber schon 10 bis 15 g enthalten. Gehen Sie mit Salz sparsam um, würzen Sie lieber verschwenderisch mit frischen Kräutern, milden Gewürzen, Tomatenmark usw.

Wie sieht gesunde Ernährung aus?

Prof. Kollath wies als erster darauf hin, daß man zwischen zwei Arten von Nahrung unterscheiden müsse: den *Lebensmitteln* und den *Nahrungsmitteln*. Nahrungsmittel dienen in erster Linie der Sättigung, während Lebensmittel, wie schon der Name sagt, dazu in der Lage sind, alle lebensnotwendigen Abläufe im menschlichen Körper zu unterstützen oder in Gang zu halten. Denn die in ihnen enthaltenen Vitamine, Enzyme, Mineralstoffe und Spurenelemente sind wichtig für die Stoffwechselvorgänge und dienen der Zellatmung.

Ziel einer gesunden Ernährung sollte es sein, den Anteil der Lebensmittel in der Nahrung soweit wie möglich zu erhöhen. Der Anteil der Nahrungsmittel sollte dagegen möglichst eingeschränkt werden.

Zu den Lebensmitteln gehören frisches Obst und Gemüse, frische Milch und Milchprodukte usw. Nahrungsmittel sind erhitzte, konservierte oder chemisch präparierte Speisen. Wenn Sie sich bei der Kinderernährung an dem Grundsatz orientieren: »Laßt die Nahrung so natürlich wie möglich«, dann können Sie eigentlich nichts falsch machen.

Die Grundbausteine der menschlichen Ernährung

Die Grundbausteine der menschlichen Ernährung sind die Nährstoffe und die Vitalstoffe.

Zu den Nährstoffen gehören Kohlenhydrate, Eiweiße und Fette, zu den Vitalstoffen Vitamine, Mineralstoffe, Spurenelemente, Enzyme und Aromastoffe. Beide Gruppen sind lebensnotwendig und müssen dem Körper in ausreichendem Maße zugeführt werden. Dabei sollte es weder zu einem Mangel (insbesondere bei den Vitalstoffen) noch zu einer Überzufuhr (insbesondere bei den Nährstoffen) kommen.

Besonders bei Kindern ist die richtige Zusammensetzung der Kost wichtig, legen wir doch damit die Grundlage für die spätere Gesundheit des Kindes und – was nicht zu unterschätzen ist – auch für seine Ernährungsgewohnheiten.

Die Nährstoffe

KOHLENHYDRATE

Etwa 60% des täglichen Kalorienbedarfs sollten durch Kohlenhydrate gedeckt werden. Sie sind als Energielieferanten für den Körper besonders wichtig.

Kohlenhydrate befinden sich hauptsächlich in Brot, Nudeln, Getreidegerichten, Backwaren, Obst und Gemüse.

Sie gelten als »Dickmacher«, und viele Menschen schränken deshalb den Verzehr von kohlenhydrathaltigen Lebensmitteln stark ein. Der »schlechte Ruf« der Kohlenhydrate liegt aber daran, daß Kinder und Eltern in erster Linie nur sogenannte »leere« oder »denaturierte« Kohlenhydrate zu sich nehmen. »Leer« werden sie genannt, weil sie kaum noch Vitamine oder Mineralstoffe enthalten. Dabei sind diese für einen reibungslosen Ablauf der Stoffwechselprozesse unbedingt nötig.

Die vom Körper aufgenommenen Kohlenhydrate werden im Darm in einfache Zuckerverbindungen zerlegt, gelangen über die Blutbahnen in die Leber, werden dort in Glykogen umgewandelt, abgelagert und bei Bedarf abgerufen. In den Körperzellen wird der Blutzucker über viele Zwischenstufen verbrannt. Dabei entsteht unsere lebensnotwendige Körperenergie.

Zucker ist also für den menschlichen Körper ein lebensnotwendiges Produkt. Jedoch nicht der Zucker, der im allgemeinen von unseren Kindern im Übermaß gegessen wird, und der mehr als reichlich in Kuchen, Marmeladen, Nachspeisen, Süßigkeiten und Getränken vorhanden ist. Dieser industriell hergestellte Zucker ist ein chemisch reiner Zucker ohne Mineralstoffe, Enzyme und Vitamine. Der Körper benötigt aber für seine vielfältigen Funktionen diese Stoffe. Erhält er sie nicht mit der Nahrung, muß er sie aus seinen Körperreserven abbauen. Dabei kann es leicht zu Stoffwechselstörungen kommen. Die Folge davon ist, daß sich Zwischenprodukte des Stoffwechsels bilden. Diese lagern sich ab oder bilden Säuren, die wiederum die vorhandenen Mineralstoffe lösen.

Außerdem benötigt der Körper für den Kohlenhydratstoffwechsel dringend Vitamin B_1 (besonders viel, um den Industriezucker abzubauen). Auch die Nervenzellen haben einen hohen Vitamin-B-Verbrauch. Da alle Körperimpulse durch Nervenzellen gesteuert werden, können Sie sich leicht ausrechnen, daß es bei einem Vitamin-B-Mangel zu einer Kette von Fehlsteuerungen kommt.

Vitamin B ist, ebenso wie Mineralstoffe und Enzyme, im Getreide vorhanden. Leider aber nehmen die meisten Menschen Getreide heute nicht mehr in seiner ursprünglichen Form zu sich, sondern allein als Auszugsmehl. Dieses entsteht, wenn man beim Getreide die Randschichten und den Keim und damit auch alle Vitamine und Mineralstoffe entfernt. Lediglich der weiße Mehlkörper bleibt übrig, ein »leeres« Kohlenhydrat, das dann als normales weißes Haushaltsmehl zu Kuchen, Broten und Teigwaren verarbeitet wird.

Bemühen Sie sich deshalb, Ihren Kindern Kohlenhydrate möglichst in unverfälschtem Zustand zum Essen zu geben: in Form von Vollkornbrot, Vollkornnudeln, Müsli, Vollkorngebäck, gekochtem Vollkornreis und anderen gekochten Getreidesorten sowie in Form von rohem Obst und Gemüse. Verzichten Sie möglichst auf Zucker!

Nur dann können nämlich die Kohlenhydrate vom Körper verwertet werden, und es bilden sich keine Stoffwechselrückstände mehr.

Weil diese unverfälschten Lebensmittel gleichzeitig auch viele Ballaststoffe enthalten, machen sie viel schneller satt und dadurch nicht dick. Durch ihren Verzehr sinkt im allgemeinen die Kalorienzufuhr.

DAS EIWEISS

Eiweiß benötigt der Körper nicht für die Energiegewinnung, sondern für seine Aufbauleistungen. So sind Eiweißverbindungen für das Wachstum der Kinder verantwortlich, für viele Stoffwechselprozesse, für die Erneuerung von Körperzellen oder des abgenutzten Gewebes (Nägel, Haare), sie bilden Antikörper zur Bekämpfung von Bakterien und Viren usw. Weil das Eiweiß so wichtige Funktionen hat, halten es auch heute noch viele Menschen für das beste, soviel Eiweiß wie möglich zu sich zu nehmen. Dabei übersehen sie, daß nicht die Menge des Eiweißes entscheidend ist, sondern seine Qualität. Außerdem wissen sie meist nicht, daß Eiweiß nicht, wie Fett und Kohlenhydrate, gespeichert werden kann, sondern dem Körper bei Bedarf ständig neu zugeführt werden muß. Die Grundbausteine des Eiweißes sind die Aminosäuren. Von ihnen gibt es 22, sie bilden durch verschiedene Zusammenschlüsse die kettenartig aufgebauten Eiweißstoffe. Von diesen Aminosäuren kann der Körper acht nicht selber herstellen, sondern muß sie mit der Nahrung aufnehmen. Diese acht werden daher auch als essentielle Aminosäuren bezeichnet. Das Besondere an ihnen ist, daß sie alle gleichzeitig und in einem ganz bestimmten Verhältnis zueinander in der aufgenommenen Nahrung vorhanden sein müssen. Wenn eines nur in geringer Menge aufgenommen wird, kann der Körper auch die restlichen Aminosäuren nicht vollständig verwerten. Ist z. B. eines nur zu 60 Prozent vorhanden, verwertet er auch die anderen entsprechend weniger. Der Rest ist vergeudet; der Körper richtet sich immer nach der Aminosäure mit dem geringsten Anteil.

Dies hört sich jetzt schlimmer an, als es in der Praxis ist. In der Regel nehmen wir ja nie ein einziges Lebensmittel allein zu uns. Wir kombinieren verschiedene Lebensmittel und erhöhen so – ohne groß nachzudenken – die Verwertbarkeit des Eiweißes, zum Beispiel wenn die Kinder am Abend zum Vollkornbrot Milch trinken, wenn das Mittagessen aus Getreide und Hülsenfrüchten besteht oder durch einen Nachtisch mit einem Milchprodukt bereichert wird. Je besser sich die Aminosäuren ergänzen, desto geringer ist der Eiweißbedarf.

Einen Eiweißmangel kann ihr Kind bei der üblichen gemischten Kost nie bekommen, auch wenn Sie auf Fleisch verzichten. Das tierische Eiweiß in Milch und Milchprodukten sowie in Eiern, die ab und zu gegessen werden dürfen, ergänzt sich optimal mit dem pflanzlichen Eiweiß.

Selbst reine Vegetarier, die auf alle tierischen Produkte verzichten, erleiden keinen Eiweißmangel, wenn sie auf die gegenseitige Ergänzung der Aminosäuren achten.

Vielleicht interessiert es Sie noch, was mit dem überflüssigen Eiweiß passiert. Es ist leider nicht so, daß dieses nur vergeudet wird, sondern dieses überflüssige Eiweiß schadet sogar dem Körper: Es muß in komplizierten chemischen Vorgängen abgebaut werden. Bei diesen Prozessen entsteht als Nebenprodukt Stickstoff, der in Harnstoff umgewandelt und ausgeschieden wird. Ein zweites Abbauprodukt des Eiweißes ist die Harnsäure, die in großen Mengen nicht ausgeschieden werden kann und sich im Körper in Geweben, Muskeln und Gefäßen ablagert. Diese Ablagerungen nehmen im Laufe der Jahre zu, und es wird schon der Grundstein für zahlreiche Zivilisationskrankheiten gelegt, die für den späteren Erwachsenen dann ganz »plötzlich« auftreten.

DIE FETTE

Der Kaloriengehalt von Fett ist doppelt so groß wie der von Eiweiß und Kohlenhydraten. Fett macht aber trotzdem nicht dick, wenn es in vernünftigen Mengen und möglichst in naturbelassener Form gegessen wird.

Beim Fett gilt das gleiche wie bei allen anderen Lebensmitteln auch: Am besten ist es, wenn ihr Kind durch Nüsse und Samen einen Teil seines Fettbedarfs deckt. Sie enthalten nämlich unverfälscht die für den Körper lebensnotwendigen essentiellen (oder mehrfach ungesättigten) Fettsäuren, die im Körper wichtige Schutz- und Reglerfunktionen übernehmen und zusätzlich noch Träger von Vitaminen sind. Diese mehrfach ungesättigten Fettsäuren sind in der Regel in allen Pflanzenfetten (in geringem Maß auch in Butter) vorhanden. Gesättigte Fettsäuren kommen hauptsächlich bei tierischen Fetten vor.

Es genügt nun aber beim Kauf von Koch- oder Streichfetten nicht, eine Pflanzenmargarine oder ein Pflanzenöl aus dem Geschäft mitzunehmen. Sie sollten unbedingt darauf achten, daß diese Fette kalt geschlagen, nicht gehärtet und nicht raffiniert sind, da sie sonst nicht die essentiellen Fettsäuren und keine natürlichen fettlöslichen Vitamine mehr enthalten. Außerdem ist Öl immer dem Streichfett vorzuziehen.

Aufpassen sollten Sie, daß Ihr Kind nicht so viele »versteckte« Fette zu sich nimmt. Sie befinden sich in Kuchen, Torten, Sahne, Eis, Süßigkeiten, Fertiggerichten in Dosen, Milch und Milchprodukten, Fleisch und Wurstwaren, und enthalten alle ausschließlich gesättigte Fettsäuren.

Für eine ausgewogene Ernährung sollte nicht mehr als ein Drittel der täglichen Kalorienmenge durch Fette gedeckt werden: Dabei sollten diese Fette mindestens zu 40 Prozent aus mehrfach ungesättigten Fettsäuren bestehen, der Rest darf gesättigte Fettsäuren enthalten.

Die Vitalstoffe

Die Vitalstoffe führen dem Körper, im Gegensatz zu den Nährstoffen, zwar keinerlei Energie zu, werden aber von ihm gebraucht, damit er alle chemischen Vorgänge regeln kann. Zu ihnen gehören Vitamine, Mineralstoffe, Spurenelemente, Enzyme und Aromastoffe.

Häufig werden sie durch falsche Zubereitung zerstört: Vitamine und Enzyme erfahren Einbußen durch Erhitzen oder langes Stehenlassen. Aromastoffe gehen bei langem Kochen oder bei der Konservierung verloren, und Mineralstoffe werden mit dem Kochwasser weggeschüttet. Oft aber sind die Vitalstoffe in den Lebensmitteln schon durch eine falsche Düngung nur unvollständig vorhanden. In solchen Fällen kann es dann auf Dauer zu verschiedenen Mangelerscheinungen kommen.

Die Vitamine gehören zu den am besten erforschten Vitalstoffen. Sie erhöhen die Widerstandskraft des Körpers gegen Krankheiten und sind verantwortlich für den Schutz von Haut, Augen, Schleimhäuten, Atmung, Nervenfunktionen usw. Vitamine müssen immer mit der Nahrung aufgenommen werden, weil der Körper sie nicht selbst herstellen kann.

Die Mineralstoffe und Spurenelemente kommen fast nie in reiner Form vor, sondern sind oft an Enzyme gekoppelt. Sie befinden sich im Blut, in den Geweben, Zellen und im Knochengerüst. Beide sind wichtig für den Zellenaufbau, den Wasserhaushalt des Körpers und für das Gleichgewicht von Säuren und Basen. Auch bei den Mineralstoffen und Spurenelementen muß der Mensch den größten Teil ständig durch seine Nahrung aufnehmen.

Die Enzyme sind Eiweißstoffe, die wie Katalysatoren alle Stoffwechselvorgänge im Körper in Gang setzen und steuern. Ihre Aufgabe ist es, die Zellversorgung zu gewährleisten, giftige Stoffe zu entfernen und abzubauen, gespeicherte Stoffe zu mobilisieren und die aufgenommene Nahrung verwertbar zu machen.

Einen Teil der Enzyme bildet der Körper selbst, einen Teil muß er mit der Nahrung aufnehmen. Allerdings sind Enzyme nur in Frischkost und in milchsaurem Gemüse enthalten, weil sie bei Temperaturen über 50°C zerstört werden.

Die Aromastoffe geben den Speisen den unverwechselbaren einmaligen Geschmack und sind für die Erhaltung des Appetits verantwortlich.

Die Ballaststoffe

Als Ballaststoffe bezeichnet man die unverdaulichen Bestandteile in Obst, Gemüse und Vollkornprodukten. Sie besitzen weder Nähr- noch Vitalstoffe, sind aber für die Verdauungsorgane äußerst wichtig. Sie binden das Wasser im Dickdarm und quellen dadurch auf. Durch ihr vergrößertes Volumen reizen sie die Darmwände und sorgen so für einen natürlichen regelmäßigen Stuhlgang.

Die Bedeutung der wichtigsten Lebensmittel und ihre Zubereitung

Das Getreide

Das Getreide steht im Mittelpunkt einer gesunden Ernährung. Es bietet, wie kaum ein anderes Lebensmittel, sehr viele Wirkstoffe in konzentrierter Form.

Damit für die Kinder und für die gesamte Familie diese Wirkstoffe auch wirklich voll ausgeschöpft werden können, verwenden wir stets nur das ganze Getreidekorn, das noch vollständig die Randschichten und den Keimling mit allen Vitaminen, Mineralstoffen, Enzymen, Eiweißstoffen und Fett enthält. Bei dem üblichen Haushaltsmehl werden diese Randschichten mit dem Keimling – und dadurch natürlich auch alle Ballaststoffe sowie die anderen wichtigen Vitalstoffe – entfernt. Übrig bleibt der weiße Mehlkörper, der lediglich Stärke und einige Eiweißstoffe enthält. Mit ihm nimmt man dann nur denaturierte Kohlenhydrate, d. h.

leere Kalorien zu sich. Es sollte also in der Küche nur Vollkornmehl verwendet werden, und das am besten ganz frisch gemahlen. Wenn Sie keine eigene Mühle besitzen (eine Anschaffung, die sich immer lohnt), können Sie sich das Getreide in Reformhäusern und »Grünen Läden« beim Kauf direkt frisch mahlen lassen. Sie sollten es dann allerdings zu Hause auch gleich verbrauchen.

Wahrscheinlich stoßen Sie dabei auch auf abgepackte Mehlsorten mit verschiedenen Typenbezeichnungen. Diese geben an, wie viele Milligramm (mg) an Mineralstoffen sich in 100 g Mehl befinden. So enthält zum Beispiel 100 g normales Haushaltsmehl mit der Typenbezeichnung 405 eben 405 mg Mineralstoffe; abgepackter Weizenschrot vom Typ 1700 entsprechend 1700 mg Mineralstoffe. Grob gesagt, je höher die Typenzahl, desto dunkler und gehaltvoller ist das Mehl.

In der Küche haben Sie verschiedene Möglichkeiten, Getreide zu verarbeiten:
1. Die ganzen Getreidekörner kann man kochen und nach Geschmack zu einem süßen oder salzigen Getreidegericht zubereiten.
2. Die ganzen Getreidekörner können angekeimt werden und zu Salaten, als Müsli, als Brotbelag oder zum Überstreuen von Speisen verwendet werden.
3. Man kann das Getreide kurz vor der Verwendung – also ganz frisch – mahlen und roh eingeweicht als Müsli verzehren. Gemahlen wird es außerdem zu Broten, Gebäck, Pfannkuchen, Teigwaren, Grützen usw. verarbeitet.
4. Man kann das Getreide darren; es wird dadurch leichter verdaulich.
    Dazu wird das Getreide mit wenig Wasser befeuchtet. Es muß so lange stehen, bis das Wasser aufgesogen ist. Anschließend werden dann die Körner auf einem Backblech dünn ausgebreitet und etwa eine Stunde bei 80°C im Backofen gedarrt. Sie duften dann würzig und haben eine leichte Goldtönung. (Nicht rösten und nicht braun werden lassen!) Gedarrtes Getreide kann man schroten und kochen.

Das am häufigsten verwendete Getreide ist in unseren Breiten immer noch der *WEIZEN*. Aus ihm können wir ein Müsli, alle gekochten Getreidespeisen sowie alle Back- und Teigwaren zubereiten. *DINKEL* ist ebenfalls eine Weizenart, die sehr gute Backeigenschaften besitzt.

GRÜNKERN – der geröstete Dinkel – hat ein pikantes Aroma und eignet sich deshalb hervorragend zum Kochen (Suppeneinlagen, Bratlinge) oder als Zusatz zum Backen und zu einem pikanten Gemüsekuchen.

Aus *ROGGEN* wird besonders gern ein dunkles Sauerteigbrot mit einem kräftigen und würzigen Geschmack gebacken.

HAFER ist wegen seines hohen Gehalts an Vitaminen, Mineralstoffen, Fett und Eiweiß ein besonders wertvolles Getreide. Kinder mögen seinen nußartigen Geschmack. Mit Hafer wird hauptsächlich gekocht. Zum Backen eignet er sich nur vermischt mit anderen Getreidearten.

GERSTE ist ein sehr leicht verdauliches Getreide, deshalb spielt Gerste auch in der Krankenkost eine Rolle. Man kocht hauptsächlich mit ihr; zum Brotbacken verwendet man sie, wie Hafer, nur als Zusatz. Kinder mögen sie meist auch gerne gekeimt.

MAIS wird hauptsächlich gemahlen zum Kochen oder zum Backen von dünnen Pfannkuchen verwendet.

REIS und *HIRSE* sind für Kinder ganz ideale Getreidesorten und werden meist heiß geliebt. Ob süß oder salzig gekocht, beide lassen sich zu unzähligen, gut schmeckenden Getreidegerichten verarbeiten. Mit ihnen gelingt auch eine Ernährungsumstellung besonders gut.

BUCHWEIZEN ist botanisch gesehen kein Getreide, wird aber in der Küche wie ein solches behandelt. Buchweizen kann man wie Reis und Hirse kochen. Er läßt sich aber auch gut mahlen und zu Kuchen, Fladen und leckeren Pfannkuchen verbacken.

Gemüse, Blattsalate und Obst

Gemüse und Blattsalate sind für die Ernährung ebenfalls sehr wichtig, bieten sie doch eine ideale Ergänzung zur Getreidekost. Sie enthalten wichtige Vitamine, Mineralstoffe und auch Eiweiß sowie die für die Verdauung notwendigen Ballaststoffe.

Achten Sie beim Kauf von Gemüse und Salat unbedingt darauf, daß beides voll ausgereift und frisch ist. (Welke Blätter deuten schon auf einen Vitaminverlust hin.) Auch auf eine sachgemäße Lagerung sollte geachtet werden.

Verwenden Sie häufig rohes Gemüse, das möglichst ungespritzt und ohne Kunstdünger gezogen sein sollte. Bevorzugen Sie bei Ihrer Wahl stets Freilandgemüse (es enthält in der Regel weniger Rückstände von Spritz- und Düngemitteln). Kaufen Sie nur das, was die jeweilige Jahreszeit gerade Frisches zu bieten hat. Es ist ja nicht unbedingt nötig, daß Ihr Kind im Januar eine unreif geerntete, über lange Transportwege gebrachte Gewächshaustomate ißt.

Wenn Sie Gemüse garen, dünsten Sie es zunächst in etwas Öl an. Das Öl bildet nämlich eine Hülle, die die Aromastoffe im Gemüse hält. Geben Sie anschließend so wenig Wasser wie möglich zu, und garen Sie das Gemüse so knapp wie möglich. Es darf ruhig noch »Biß« haben. Berücksichtigen sollten Sie dabei natürlich das Alter Ihres Kindes; ein Kleinkind braucht weicheres Gemüse. Schütten Sie anschließend niemals das Kochwasser weg; denn es enthält wichtige Mineralstoffe.

Sollte eines Ihrer Kinder später zum Essen kommen, so wärmen Sie das Gericht lieber kurz auf. Durch ein langes Warmhalten gehen nämlich mehr Vitalstoffe verloren als durch ein kurzes Wiederaufwärmen.

Für kleinere Kinder sollte man allerdings stets frisch kochen.

Obst ist wegen seiner natürlichen Süße und seines verlockenden Aussehens in allen Variationen bei Kindern sehr beliebt. Wie beim Gemüse sollten Sie auch beim Obst darauf achten, daß es ausgereift ist und keine Lager- oder Transportschäden hat. Am besten wird es stets frisch gegessen.

Obst findet bei allen Mahlzeiten Verwendung: als Beigabe zum Müsli, als Zwischenmahlzeit morgens und nachmittags,

mittags als Vor- oder Nachspeise und abends zum Brot.

Gekochtes Obst in Form von Marmeladen oder Kompott enthält keine Enzyme mehr und ein Teil der Aromastoffe und Vitamine wurden zerstört. Meist hat es außerdem noch einen hohen Zuckeranteil, so daß Sie darauf verzichten sollten, es ihren Kindern zu geben.

Milch und Milchprodukte

Oft wird gesagt, daß die Milch neben dem Getreide das wichtigste Lebensmittel ist, beide ergänzen sich optimal. Milch ist in *rohem* Zustand die beste Eiweißquelle und liefert neben Milchzucker und Fett auch viele für das Kind wichtige Vitamine (insbesondere Vitamin C und Vitamine der B-Gruppe) sowie Mineralstoffe (insbesondere Kalzium).

Wie bei anderen Lebensmitteln, so gilt auch bei der Milch, daß man sie möglichst naturbelassen verzehren sollte. Dabei ist es sicherlich am gesündesten, dem Kind Roh- oder Vorzugsmilch zu geben. Wenn diese Möglichkeit nicht besteht, sollte die Vollmilch unbedingt der H-Milch vorgezogen werden. (Bei der H-Milch werden nämlich 50 bis 90 Prozent des Milcheiweißes denaturiert und 20 Prozent der Vitamine zerstört.) Milch läßt sich zu vielen Sauermilchprodukten verarbeiten, die selbst Kinder gerne essen, die Milch sonst nicht mögen. Ob Kefir, Joghurt, Sauermilch (Dickmilch) oder Quark – aus all dem lassen sich köstlich schmeckende Speisen zaubern.

Es lohnt sich übrigens, diese Sauermilchprodukte mit Hilfe von Fermenten (kann man im Reformhaus kaufen) selber herzustellen: Es macht nicht viel Arbeit, Sie sparen eine Menge Geld – nebenbei auch den Einkauf und das Verpackungsmaterial – und wissen, daß in Ihren hausgemachten Erzeugnissen bestimmt keine Konservierungsstoffe, Bindemittel, Zucker, künstliche Farb- und Aromastoffe usw. enthalten sind. Auch Buttermilch, die bei der Herstellung von Sauerrahmbutter anfällt, ist ein wohlschmeckender Durstlöscher für Kinder und besonders wichtig im Wachstumsalter. Quark und Weichkäse sind im allgemeinen für Kinder gut verträgliche Käsesorten. Beim Schnittkäse bevorzugen Kinder meist milde Sorten ohne lange Reifezeit. Schnittkäse kann ab und zu als Brotbelag beim Abendessen, als Bestandteil eines Salates sowie beim Kochen verwendet werden.

Eier

Eier sind in der Kinderernährung ein beliebtes Nahrungsmittel. Als Lebensmittel können sie nur bezeichnet werden, wenn sie nicht älter als vierzehn Tage sind. Für eine gesunde Ernährung sind Eier entbehrlich, verzichten muß Ihr Kind allerdings nicht auf sie. Sicher wissen Sie, daß Eier einen hohen Cholesteringehalt haben, und daß Menschen, die unter hohen Blutfettwerten oder Arterienverkalkung leiden sowie infarktgefährdet sind, auf Eier verzichten sollten. Dies trifft auf unsere Kinder zwar nicht zu, aber auch hier wollen wir ja keinen Grundstein für spätere Krankheiten legen. Geben Sie Ihrem Kind deshalb höchstens ein- bis zweimal pro Woche ein Ei oder Rührei – es kommen ja noch die versteckten Eier in Back- und Teigwaren dazu.

Beim Kauf von Eiern sollten Sie jedoch unbedingt darauf achten, daß diese nicht aus Legebatterien, sondern von freilaufenden Hühnern stammen. Neben tierschützerischen Argumenten treten auch gesundheitliche in den Vordergrund: In den Legebatterien werden die Hühner bereits vorbeugend mit einer Vielzahl von Medikamenten behandelt. Deshalb sind Arzneimittelrückstände und Antibiotikareste in diesen Eiern keine Seltenheit.

Fleisch und Wurstwaren

Um es gleich vorauszuschicken: Fleisch und Wurst sind in der Kinderkost (ebenso wie in der Erwachsenenkost) entbehrlich. An anderer Stelle wurde bereits erwähnt, daß tierisches Eiweiß keineswegs wertvoller ist als pflanzliches Eiweiß. Schon aus diesem Grunde kann, entgegen anderer Behauptungen, auf Fleisch verzichtet werden, zumal Kinder durch Milch und Milchprodukte bereits genügend Eiweiß zu sich nehmen. Außerdem gilt es als erwiesen, daß der hohe Fleischkonsum in den westlichen Industriestaaten verantwortlich für das Auftreten zahlreicher Krankheiten ist.
Trotzdem möchte ich Sie keinesfalls dazu überreden, Ihre Kinder zu Vegetariern zu erziehen. Nicht das Fehlen von Fleisch allein macht nämlich eine vollwertige Kost aus, sondern der Gehalt an natürlichen Bestandteilen.
Die meisten Leute stellen ihre Ernährung nach einer schweren Krankheit um, wieder andere verzichten aus ethischen Gründen bewußt auf Fleisch. Vielleicht wird es Ihnen so ergehen wie demjenigen, der sein Schnitzel im Kühlschrank vergaß, weil die Getreidegerichte und Beilagen der gesunden Vollwertküche so schmackhaft waren, daß das Fleisch ganz einfach überflüssig wurde.
Wenn Sie jedoch nicht ganz auf Fleisch verzichten wollen, schränken Sie auf jeden Fall den Verzehr von Fleisch auf wöchentlich zweimal ein. Und – überreden Sie bitte nie Ihre Kinder, die oft selbst nicht gern Fleisch mögen, zum Fleischessen, damit sie »groß und stark wie der Papa werden«. (Auch der Papa braucht übrigens kein Fleisch, selbst wenn er körperlich schwer arbeiten muß.)

Zucker, Süßigkeiten und Honig

Welche große Rolle der Zucker – weißer Zucker, brauner Zucker, Traubenzucker usw. – in der Ernährung spielt, wurde schon wiederholt angedeutet. Mit einer Zahlenangabe möchte ich Ihnen dies noch krasser vor Augen führen: Während um 1900 in der Welt 8 Millionen Tonnen Zucker verbraucht wurden, waren es 1970 70 Millionen Tonnen und 1983 bereits über 100 Millionen Tonnen. Statistisch gesehen, nimmt jeder Bundesbürger heute pro Tag etwa 150 g Zucker zu sich: im Kaffee und Tee, in Form von Marmelade, Kompott, Kuchen, Eis, Schokolade und anderen Süßigkeiten, Fruchtjoghurt, Fertigprodukten und Getränken. Überall »versüßt« ein bißchen Zucker das Leben. Schon die Babyfertignahrung wird mit Zucker gesüßt, ebenso wie Kinderberuhigungstees oder Gläschen. Dadurch wird von klein auf der Geschmack auf Süßes programmiert, mit dem Ergebnis, daß von Jahr zu Jahr die Zähne, die in gewisser Weise ein Gradmesser für die allgemeine Gesundheit der Kinder sind, schlechter werden: 98 Prozent der Schulkinder in der Grundschule haben Karies.

Doch das Weglassen des Zuckers allein würde diesen Zustand nicht beheben. Gleichzeitig sollten die Kinder Vollkornprodukte, frisches Gemüse und viel Obst essen. Durch die natürliche Süße des Obstes wird schon ein Teil ihres Süßigkeitsbedürfnisses gedeckt. Auf das Süßen von Speisen braucht trotzdem nicht verzichtet zu werden, als Alternative zum Zucker bieten sich Trockenfrüchte und Honig an. Beide greifen allerdings in konzentrierter Form ebenfalls die Zähne an (also nicht zum Schlecken geben oder gar auf Sauger streichen). Trotzdem sollten Sie Honig dem Zucker vorziehen. Zum einen ist er reich an Vitalstoffen, zum anderen benötigen Sie zum Süßen in der Regel nur halb soviel Honig wie sonst Zucker. Aus diesem Grund braucht der Körper auch weniger Vitamin B_1, um den Honig abzubauen.

Nüsse, Samen, Kräuter und Gewürze

Alle Sorten Nüsse und Ölfrüchte (Sonnenblumenkerne, Sesam, Leinsamen usw.) sind reich an wertvollen Eiweißen, ungesättigten Fettsäuren, Mineralien, Spurenelementen und Vitaminen. Sie können Nüsse und Samen Ihren Kindern ohne Bedenken manchmal zum Naschen geben. Außerdem eignen sie sich hervorragend zum Überstreuen von Salaten und gekochten Speisen und zum Verfeinern von Kuchen und Broten.

Gewürze und besonders frische Kräuter dürfen Sie verschwenderisch verwenden, helfen sie Ihnen doch das Salz einzusparen. Ihre Duft- und Aromastoffe regen den Appetit an. Sie unterstreichen den Geschmack des Gerichtes und sorgen für seine bessere Verträglichkeit. Oft gelingt es sogar, durch frische Kräuter nicht nur den Geschmack zu verbessern, sondern auch die Qualität eines Gerichtes; denn man führt diesem ja durch sie zusätzliche Mineralien und Vitamine zu.

Trotz dieser Vorteile dosieren wir die Gewürze und Kräuter bei Kindern zunächst sparsam, um sie nach und nach an den Geschmack zu gewöhnen.

Umstellung auf eine gesunde Ernährung

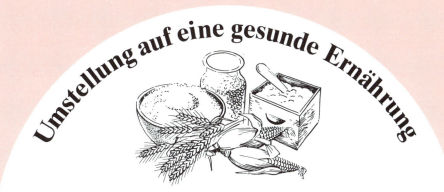

Am besten ist es natürlich, wenn Sie Ihr Kind schon ab dem Säuglingsalter vollwertig ernähren. Das bedeutet in erster Linie, daß Sie auf die Fertigprodukte der Industrie weitgehend verzichten. Denn – wie bereits erwähnt wurde – wird durch sie eine ganz bestimmte Geschmacksrichtung beim Säugling geweckt: Das Milchpulver und die Kinderberuhigungstees sind gesüßt, ebenso wie der Inhalt der Obstgläschen. Die Kindernahrung in den Gemüsegläschen ist gesalzen, damit sie auch den Eltern schmeckt. Entgegen aller Werbung wird ein Säugling auch ohne diese Dinge prächtig gedeihen, wenn er vollwertig ernährt wird. (Siehe dazu auch den Abschnitt Säuglingsernährung.)

Tips, wie man Kindern Vollwertkost schmackhaft macht

Anders sieht eine Ernährungsumstellung natürlich aus, wenn Ihr Kind bereits größer ist und sich schon im Kindergarten oder in der Schule befindet.
Auch wenn Sie selbst die Schädlichkeit von weißem Mehl und Zucker erkannt haben, und beide Produkte aus Ihrer Küche – ebenso wie Fertigprodukte – verbannen wollen, ist dies für Ihre Kinder noch lange nicht einsichtig. Warum soll alles das schlecht sein, was sie bisher gegessen haben. Es schmeckte ihnen doch, und sie fühlten sich wohl. Außerdem essen so die Freunde, die Mitschüler und die anderen Erwachsenen. Auch in der Werbung werden solche Produkte als wohlschmeckend und sogar gesund angepriesen.

Unter solchen Voraussetzungen empfiehlt es sich, die Politik der kleinen Schritte zu wählen, und nicht von heute auf morgen gegen den Widerstand der anderen Familienmitglieder die Ernährung umzukrempeln. Nehmen Sie sich zunächst einmal einzelne Gerichte vor, von denen Sie meinen, daß diese dem Geschmack der Kinder entsprechen. Bereiten Sie diese besonders sorgfältig zu, und denken Sie daran, die Augen der Kinder essen mit. Ich glaube, daß es in diesem Fall ganz legitim ist, wenn Sie sich einige »Werbestrategien« zu eigen machen: Das Gericht soll zum Essen verlocken und geschmacklich überzeugen.

Dazu gehört zunächst einmal eine schöne Umgebung. Der Tisch sollte hübsch ge-

deckt sein, vielleicht mit dem Lieblingsgeschirr der Kinder, mit Blumen oder einer Kerze, und die Mahlzeit sollte in aller Ruhe eingenommen werden. Auch das Essen selbst sollte verlockend und nicht eintönig, sondern farbig aussehen (die Farben Rot, Grün, Weiß regen den Appetit an).
Berichten Sie den Kindern dabei in einfacher, verständlicher Form von Ihren neuen Erkenntnissen, hüten Sie sich jedoch davor, als »Gesundheitsapostel« aufzutreten. Die Frage nach der Gesundheit ist für Kinder und Jugendliche nämlich kaum entscheidend. Es kann Ihnen sonst leicht so ergehen wie einer Bekannten, bei der die Kinder mittags heimkamen und riefen: »Was gibt's heute zu essen? Schmeckt es oder ist es gesund?«
Parallel dazu sollten Sie sich dem Alter Ihres Kindes entsprechend kleine Geschichten überlegen, die zu den jeweiligen Mahlzeiten passen. Diese haben meist eine größere Wirkung als alle Hinweise auf die Gesundheit.
So erzählen Sie Ihrem Kleinkind zum Beispiel, daß auch das Häschen gerne an einem Salatblatt knabbert. Sie können auch schon kleinen Kindern erzählen, daß die Eskimos in früheren Zeiten nie Löcher in den Zähnen hatten. Als sie aber eines Tages als Geschenk weißes Mehl und Zucker erhielten, tauchten auch bei ihnen bald die ersten Zahnerkrankungen auf.
Überhaupt können viele Getreidegerichte als Nationalgerichte vieler Länder mit einer passenden Geschichte den Kindern besser »schmackhaft« gemacht werden. Für ältere Kinder ist es oft sehr einsichtig, daß es eigentlich nicht richtig ist, wenn wir unsere Kühe mit Getreide aus Ländern der 3. Welt mästen, während dort die Menschen nicht genügend zum Essen haben. Die Beispiele ließen sich beliebig forsetzen.
Oft hilft es auch, wenn man die Kinder an der Zubereitung der Speisen beteiligt. Schon ganz kleine Kinder erfühlen voller Begeisterung die verschiedenen »Körner«; sie kneten aus einem Teig Brötchen oder formen Klöße, sie verstecken Trockenfrüchte darin, stechen Kekse aus, verzieren sie mit Nüssen usw. Sie freuen sich, wie es herrlich in der Küche duftet, und hinterher schmeckt alles noch einmal so gut. Aber auch die Größeren servieren voller Stolz das selbstgebackene Brot.
Denken Sie aber stets daran: Die Vollwertkost sollte den Kindern schmackhaft angeboten werden. Unsere »Naschereien« müssen den Kindern eine echte Alternative zu den üblichen Süßigkeiten bieten. Grünkern-Hamburger sollten den Größeren besser schmecken als die normalen Hamburger im Schnellimbiß. Und am überzeugendsten wirken Sie bei allem, wenn Sie selbst konsequent sind: Kaufen Sie keinen Zucker und kein weißes Mehl, nur weil Sie es für alle Fälle (zum Beispiel für Gäste) im Hause vorrätig haben wollen.

Ernährungsgewohnheiten sind auch eine Frage der Erziehung

Viele Eltern klagen darüber, daß ihre Kinder die reinsten Naschkatzen sind und deshalb nie auf Süßigkeiten verzichten werden.
Es stimmt tatsächlich, daß manche Kinder ein großes Bedürfnis nach Süßem haben. Es ist jedoch zu beobachten, daß dieses

nachläßt, wenn mehr Vollkornspeisen und Frischkost gegessen werden. Mit etwas Phantasie gelingt es meist auch bei diesen Kindern, ihnen das übermäßige Naschen abzugewöhnen. Reichen Sie ihnen als Zwischenmahlzeiten viel reifes, süßes Obst, zaubern Sie Milchmixgetränke, süße Quarkspeisen, Joghurt mit Früchten, und backen Sie ab und zu einmal eine gesunde Nascherei.

Bei den meisten Kindern ist das Naschen jedoch keine Veranlagung, sondern eine Frage der Gewohnheiten. Sie haben zum Beispiel von klein auf Süßigkeiten als Belohnung erhalten, wenn sie »artig« waren. Sie erhielten sie als Tröster, wenn sie sich weh getan hatten oder als Betthupferl zur Nacht.

Ich gebe zu, daß Kinder so sehr schnell zu beruhigen sind. Aber wenn es auch bequem ist, Süßigkeiten dürfen kein Ersatz für die elterliche Zuwendung sein.

Auch Belohnungen können auf andere Weise erfolgen: Das Kind darf besondere Tätigkeiten übernehmen, oder man bastelt mit ihm, macht einen besonderen Spaziergang usw. Zum Trösten nimmt man es besser in den Arm und schmust und spricht mit ihm, und als Betthupferl ist eine erzählte Geschichte viel schöner, sitzt doch dann der Papa oder die Mama noch ein Weilchen am Bett.

Selbst beim üblichen Adventskalender kann man auf Süßes ganz verzichten. Als unsere Kinder klein waren, haben wir einen Zoo aus Holzfigürchen verpackt, und die Kinder konnten jeden Tag ein anderes Tier auspacken. Mit diesem Zoo konnten sie später schön spielen. Ein anderes Mal gab es Zutaten für den Kaufladen oder Teile eines Puzzles. Den größten Erfolg hatten wir mit kleinen Zettelchen, auf denen jeden Tag etwas Besonderes vermerkt war, wie Plätzchen backen, Vogelhaus aufstellen, Vogelfutter kaufen, gemeinsam basteln, eine Straßenbahnfahrt quer durch die Großstadt machen (wir wohnen auf dem Lande) usw. An jedem Tag wurden diese Zettel voller Spannung ausgepackt.

Doch selbst wenn man in der Familie das Problem der Süßigkeiten geklärt hat, ist es noch nicht gelöst. Kinder bekommen Süßes als Mitbringsel von Verwandten, erhalten es leider immer noch als Tröster beim Arzt oder als Zugabe in Geschäften.

Bekannte und Verwandte kann man durch Gespräche bitten, auf diese Mitbringsel zu verzichten. Kinder erwarten es nämlich nicht, sie freuen sich erst einmal über den Besuch und noch mehr, wenn er dann mit ihnen spielt.

Eine Zeitlang haben wir die Süßigkeiten, die die Kinder aus Geschäften mitbrachten, gegen Nüsse und ähnliches getauscht. Später brachten wir ihnen dann bei, selbst zu sagen: »Nein danke, wir essen keine Süßigkeiten.« Die Reaktionen der Erwachsenen reichten vom ungläubigen Erstaunen bis zu einem grenzenlosen Mitleid mit den armen Kindern, die so barbarische Eltern haben. Einige Male hatten die Kinder auch großes Glück, denn sie wurden »belohnt« und erhielten statt der abgewiesenen Süßigkeiten etwas in ihren Augen viel Schöneres: eine kleine Kerze, ein Bildchen, Stoffproben, einen Knopf.

Diese Beispiele erheben nicht den Anspruch Patentrezepte zu sein, sie paßten für unsere Familiensituation und sollen Sie eigentlich nur ermuntern, ebenfalls nach Alternativen zu den üblichen, gedankenlos verteilten Süßigkeiten zu suchen.

Auffälliger noch als Löcher in den Zähnen, verursacht durch falsche Ernährung, ist ein kleines Pummelchen oder ein sehr mageres Kind.

Bei Kleinkindern ist man am ehesten geneigt, Übergewicht zu beschönigen (»es wird sich seinen Speck schon noch ablaufen«), während die Gefahren beim Untergewicht – besonders bei Jugendlichen – meist übersehen werden. Oft werden dafür Gründe wie Veranlagungen oder Krankheiten angegeben.

Dabei sind sowohl bei einem übergewichtigen als auch bei einem mageren Kind in der überwiegenden Zahl der Fälle falsche Ernährungsgewohnheiten schuld.

Zahlreiche Kurse für übergewichtige Kinder zeigen, daß Eltern eher geneigt sind, etwas gegen das Übergewicht ihres Kindes zu unternehmen. Untergewicht dagegen wird fast nie als ein Problem angesehen. Dies wohl deshalb, weil es dem heutigen, viel propagierten Schlankheitsideal eher entspricht. Ich möchte hier keineswegs einen Schlankheitsfanatismus betreiben, deshalb soll Ihnen die Tabelle (auf Seite 25) die Möglichkeit geben, das Gewicht Ihres Kindes kritisch zu überprüfen.

Oft wird gesagt, daß ein Kind mit reichlichen Fettpolstern über größere Kraftreserven bei Krankheiten verfügt. Das Gegenteil ist jedoch der Fall: Schlanke Kinder sind widerstandsfähiger und überwinden in der Regel Krankheiten leichter als dicke. Aufpassen müssen Sie allerdings, daß Ihr Kind nicht mager wird. Besonders in der Pubertät hat dies oft psychische Gründe. Suchen Sie dann unbedingt einen Arzt auf; die Magersucht ist eine lebensbedrohende Erkrankung.

Was können Sie nun für Ihr über- oder untergewichtiges Kind tun? Grundsätzlich, verabreichen Sie ihnen keine Diät oder Mastkur, sondern immer eine abwechslungsreiche Kost mit viel Vollkornprodukten, Obst und Gemüse. Diese Kost sollte natürlich die gesamte Familie essen, damit das Kind keine Sonderrolle erhält.

Ein hübsch gedeckter Tisch, eine liebevoll zubereitete Mahlzeit fördern zum einen den Appetit, lenken bei dicken Kindern aber auch ein wenig vom Essen ab.

Servieren Sie sowohl dicken als auch zu dünnen Kindern immer nur kleine Portionen, und zwingen Sie die Kinder nie dazu, den Teller leer zu essen.

Der kleine Zappelphilipp, der wenig Sitzfleisch und kaum Hunger hat, bekommt am besten mehrere kleine Mahlzeiten am Tag. Alle anderen Kinder sollten zwischen den Mahlzeiten nichts essen.

Lenken Sie dickere Kinder vom ständigen Essen ab: Fördern Sie deren Hobbys, und sorgen Sie für viel Bewegung, sie erhöht auf natürliche Weise den Energiebedarf.

Sehr dünne Kinder sind meist auch sehr aktiv: Sie fangen dies und jenes an und haben wenig Ruhe. Hier hilft oft ein genau geplanter Tagesablauf und eine Beschäftigung mit Dingen, die Ruhe und Konzentration erfordern.

Wenn Sie dies berücksichtigen, ist schon viel gewonnen. Und aus Ihrem »spannenlangen Hansel« oder Ihrer »nudeldicken Dirn« wird ein normal schlankes, widerstandsfähiges, fröhliches Kind.

EMPFOHLENES KÖRPERGEWICHT BEZOGEN AUF DIE GRÖSSE:

(aus dem Ernährungsbericht 1984)

Körpergröße in cm	Toleranzbereich Körpergewicht in kg von	bis	Körpergröße in cm	Toleranzbereich Körpergewicht in kg von	bis
80	11	13	124	20	29
82	11	13	126	21	30
84	11	14	128	22	32
86	11	14	130	23	33
88	11	15	132	24	34
90	12	15	134	25	35
92	12	16	136	26	37
94	12	17	138	27	38
96	12	17	140	28	39
98	13	18	144	30	42
100	13	19	148	33	45
102	14	19	152	35	48
104	14	20	156	38	52
106	15	21	160	41	55
108	15	22	164	44	59
110	16	23	168	47	63
112	16	23	172	51	67
114	17	24	176	54	72
116	17	25	180	58	76
118	18	26	184	62	81
120	19	27	188	66	86
122	20	28			

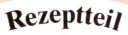

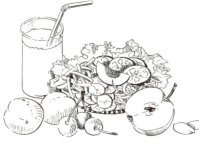

Hinweise zu den Rezepten

Die folgenden Rezepte richten sich in erster Linie nach dem kindlichen Geschmack, werden aber trotzdem auch von Erwachsenen gerne gegessen. Sie sollen mehr als Anregung verstanden werden: Wandeln Sie sie nach dem Geschmack Ihres Kindes ab, und experimentieren Sie dabei ganz nach Lust und Laune.

Wo es nicht anders vermerkt ist, gelten die Angaben für vier Personen. Nun ist ja bekanntlich der Appetit der Menschen recht unterschiedlich. Außerdem richtet sich die Menge eines Hauptgerichtes ganz entscheidend danach, wie groß der Anteil der Rohkost vor dem Essen war, und ob es noch einen Nachtisch gibt. Sicher werden Sie schnell herausfinden, ob Sie die angegebenen Mengen übernehmen können oder sie variieren müssen.

Besondere Geräte in der Küche benötigen Sie für eine Nahrungsumstellung zunächst noch nicht. Vorerst kann man ohne Schwierigkeiten auf einige Hilfsmittel ausweichen. Wenn Sie allerdings davon überzeugt sind, daß Sie die Ernährung der Familie umstellen möchten, sollten Sie sich unbedingt eine Getreidemühle anschaffen. Sie wird Ihnen bei der Zubereitung der Speisen ein unentbehrlicher Helfer sein.

Frühstücken wie ein König

Für das Wohlbefinden unserer Kinder ist ein gesundes Frühstück besonders wichtig. Es sollte das »Sprungbrett« für den ganzen Tag sein.

Viele Kinder fühlen sich, obwohl sie ausreichend geschlafen haben, schlapp und lustlos, wenn sie morgens in die Schule oder in den Kindergarten kommen. Oft sind sie nämlich spät aufgestanden, haben hastig gefrühstückt, nur schnell ein paar Bissen von einem Marmeladenbrot verschlungen oder in vielen Fällen sogar nicht gegessen. Das Frühstück sollte aber ihre Lebensgeister und ihren Appetit wecken.

Am besten gelingt dies mit einem gemeinsamen Frühstück ohne Hetze und Unruhe. Wie bei vielen anderen Gelegenheiten auch brauchen die Kinder hierbei Ihr Vorbild. Bereiten Sie deshalb, wenn Sie kein Frühaufsteher sind, am Abend alles vor. Stehen Sie lieber fünf Minuten früher auf, wecken Sie die Kinder rechtzeitig und frühstücken Sie in aller Ruhe gemeinsam an einem hübsch gedeckten Tisch. (Selbst die ganz Kleinen sind ja meist begeisterte Esser am Familientisch.)

Wie abwechslungsreich und schmackhaft ein gesundes Frühstück sein kann, dessen Grundlage ein Müsli aus frisch geschrotetem Getreide oder Getreideflocken mit frischem Obst und Milchprodukten ist, zeigen Ihnen die folgenden Rezepte.

So ein Frühstück liefert die nötige Energie, die Sie und Ihre Kinder brauchen, um alle körperlichen Vorgänge in Gang zu setzen und zu erhalten. Durch diese Art von Frühstück sind die Kinder bestens gewappnet für einen langen Kindergarten- und Schulvormittag mit Lernen, Sport und Spiel.

Das Müsli

Die Grundlage für das morgendliche Frühstück sollte am besten ein Müsli aus frisch geschrotetem Getreide sein, das eingeweicht und nicht erhitzt wird. Auf diese Weise bleiben alle Nähr- und Vitalstoffe des Getreides voll erhalten und werden durch die Einweichzeit so gut aufgeschlossen, daß sie vom Körper bestmöglichst verwertet werden können.

Zutaten pro Person

*3 EL (50 bis 60 g) Weizen,
Wasser zum Einweichen,
1 TL Zitronensaft, 1 TL Rosinen,
1 TL Haselnüsse, 1 TL Sonnenblumenkerne, 3 EL Dickmilch
(nach Geschmack auch mehr),
1 mittelgroßer Apfel,
1/4 bis 1/2 Banane*

Zubereitung:
Den Weizen grob schroten. (Wer keine Getreidemühle besitzt, kann sich auch mit einer alten Kaffeemühle behelfen.)

Mit kaltem Wasser zu einem dickflüssigen(!) Brei verrühren. Dabei aber nur so viel Wasser zufügen, wie das Getreide aufsaugen kann.

Abdecken und im Kühlschrank – am besten über Nacht – quellen lassen. Die Einweichzeit sollte mindestens 1/2, höchstens 10 Stunden betragen.

Am nächsten Morgen den eingeweichten Weizen mit dem Zitronensaft, den Sonnenblumenkernen, den Rosinen und der Dickmilch mischen.

Den Apfel auf einer Rohkostreibe reiben und mit dem Frischkornbrei vermengen.

Mit der in Scheiben geschnittenen Banane und den gehackten oder blättrig geschnittenen Haselnüssen garnieren.

Sofort servieren! (Das Müsli sollte nie lange stehenbleiben, da der Sauerstoff sonst alle Vitamine zerstört.)

Wenn Sie am Abend vorher alle Zutaten bereitstellen, ist die Zubereitung eines Müslis auch nicht viel aufwendiger als das übliche Frühstück mit Marmeladenbrot.

Dieses Müsli bietet Ihnen eine Fülle von Variationsmöglichkeiten:

– Sie können jede beliebige Getreideart oder auch eine Mischung verschiedener Getreidesorten verwenden.
– Statt der Dickmilch eignen sich auch Milch, Sahne, Joghurt oder Kefir.
– Die Äpfel können durch Beeren oder der jeweiligen Jahreszeit entsprechendes Obst ausgetauscht werden.
– Wenn Ihren Kindern das Müsli nicht süß genug ist, weichen Sie am Abend vorher

(getrennt vom Getreide) die Rosinen oder anderes in Stücke geschnittenes Trockenobst in etwas Wasser ein. Vermischen Sie die eingeweichten Früchte am Morgen mit dem Getreidebrei.
- Manche Kinder mögen zunächst die »Konsistenz« des Müslis nicht. Sie haben etwas zum »Beißen«, wenn sie morgens Großblatthaferflocken über ihr Müsli streuen dürfen.
- Wenn das Müsli besonders gewürzt werden soll, verwenden Sie eine Spur Anis, Fenchel, Nelken, Zimt oder Vanille.

Das Müslibuffet *(Farbtafel 1)*

An Sonn- und Feiertagen gibt es bei uns statt des Frischkornmüslis oft ein Müslibuffet. Sehr zur Freude der Kinder mixt sich jeder sein Müsli ganz nach eigenem Geschmack.

Da wir alle Zutaten, wie Nüsse, Rosinen, Sesam, Sonnenblumenkerne, Getreideflocken usw., in hübschen praktischen Glasgefäßen mit Deckel aufbewahren, brauchen diese lediglich auf den Tisch gestellt zu werden. Außerdem steht dann noch eine große Schüssel mit Dickmilch oder eine Kanne mit frischer Rohmilch sowie eine Schüssel mit zerkleinertem Obst der jeweiligen Jahreszeit daneben. Jeder kann sich ganz nach Hunger und Lust und Laune bedienen!

Diese Art von Müsli ist eine Verfeinerung des weltberühmten Bircher Müslis, das bereits vor über 50 Jahren der Schweizer Arzt Dr. Bircher-Benner als Frühstück empfahl. Die Getreideflocken (Hafer-, Weizen-, Hirseflocken), die die Grundlage für so ein Müsli bilden, sind zwar auch ein Vollkornprodukt, müssen aber der besseren Haltbarkeit wegen erhitzt werden und sind daher nicht mehr so vollwertig wie frisch geschrotetes Getreide. Aus diesem Grunde sollten Sie dieses Frühstück auch nur als Ausnahme servieren.

Wir verwenden dieses Müsli auch gern auf Reisen. Allerdings werden dann vorher alle Zutaten miteinander vermixt, in eine große Dose abgefüllt und im Reisegepäck verstaut.

Ein solches Müsli wird jedoch im allgemeinen von groß und klein sehr gerne gegessen. Deshalb eignet es sich zunächst auch gut für eine Umstellung auf Vollwertkost – weg vom Marmeladenbrot hin zum Frischkornmüsli.

Das Frühstücksgetränk

Als morgendliches Getränk zum oder nach dem Müsli eignet sich ein Kräutertee ganz ausgezeichnet. Variieren Sie dabei die Kräuter der Jahreszeit entsprechend, und süßen Sie den Tee für die Kinder nur nach Bedarf mit wenig Honig. Schmecken Sie den Tee mit etwas Zitronensaft ab.

Statt Tee kann es natürlich auch eine Tasse Milch oder ein frisch ausgepreßter Fruchtsaft oder ein Süßmost (ohne Zucker und sonstige chemische Zusätze) sein. Die Getränke sollten allerdings langsam und in kleinen Schlucken nach dem Müsli getrunken werden. Vom ernährungsphysiologischen Standpunkt ist ein solches Getränk nicht erforderlich, weil die Kinder bereits mit dem Müsli alle Vital- und Nährstoffe von Milch und Obst zu sich genommen haben. Viele Kinder verzichten auch ganz auf ein

Frühstücksgetränk, weil das Müsli an sich sehr saftig ist, verlangen es dann aber im Laufe des Vormittags.

Da das Müsli sehr sättigend ist, reicht es meist als Frühstück völlig aus. Wer noch Hunger hat, kann außerdem ein Vollkornbrot oder -brötchen mit einem gesunden Brotaufstrich essen.

Buttermilchwecken

Diese knusprigen Wecken schmecken sowohl mit einem süßen als auch mit einem salzigen Belag.

Zutaten
*750 g Weizen, 1 TL Salz, 1 Ei,
500 g lauwarme Buttermilch,
1 Päckchen Hefe*

Zubereitung
Den Weizen fein mahlen.
Das Salz und das Ei dazugeben.
Die Hefe in der lauwarmen Buttermilch auflösen und zum Weizen gießen. Alle Zutaten kräftig zu einem weichen Teig verkneten. Den Teig zu einer Kugel formen und zugedeckt an einem warmen Ort etwa eine Stunde gehen lassen, bis sich das Volumen verdoppelt hat.
Danach den Teig noch einmal kräftig durchkneten, zu 20 bis 24 Kugeln formen und auf ein gefettetes Backblech setzen. (Wenn Sie Ihre Hände dazu anfeuchten, geht das Formen erheblich einfacher.) Die Wecken kreuzweise einschneiden und noch einmal 10 Minuten gehen lassen. Danach das Blech auf die mittlere Leiste in den kalten Backofen schieben und bei 220°C etwa 30 Minuten backen.

Variationen
Statt der Buttermilch 350 bis 400 g Milch oder Wasser verwenden, und die Brötchen nach Geschmack mit Fenchel, Anis und Koriander würzen.
Weitere Brötchen und Brotrezepte finden Sie im Abschnitt »Pausenfrühstück« und »Abendessen«.

Marmelade aus getrockneten Früchten

Diese Marmelade wird am besten nach Bedarf frisch zubereitet; sie hält sich aber auch einige Tage im Kühlschrank.

Zutaten
*100 g getrocknete Zwetschgen (ohne Kerne), Wasser zum Einweichen, 1 Prise Zimt,
nach Geschmack 2 gehackte Walnüsse*

Zubereitung
Die getrockneten Zwetschgen zerteilen, knapp mit Wasser bedecken und etwa 4 bis 6 Stunden einweichen.
Anschließend mit dem Mixer zerkleinern, eventuell mit den gehackten Walnüssen sowie dem Zimt verfeinern, und bis zum Verzehr im Kühlschrank aufbewahren. Die getrockneten Früchte sind so süß, daß man eine solche Marmelade nicht noch mit Honig süßen muß.

Variationen

Nach diesem Prinzip können Sie aus allen getrockneten Früchten (Aprikosen, Kirschen, Erdbeeren, Birnen und Feigen) einen gesunden Brotaufstrich herstellen, der außerdem gut schmeckt. Er kann mit Vanille, Zimt und Zitronensaft abgeschmeckt und ganz nach Belieben auch einmal mit Quark vermischt werden.

Roher Obstaufstrich

Zutaten
1 Banane, 6 bis 10 Beeren (Erdbeeren, Himbeeren, Brombeeren), 2 EL Quark

Zubereitung
Die Banane und die Beeren mit einer Gabel zerdrücken und mit dem Quark vermischen. Frisch servieren!

Variationen
Statt der Beeren einen kleinen geriebenen Apfel verwenden oder frische Pfirsiche oder Aprikosen im Mixer pürieren und mit Zitronensaft beträufeln, damit sie nicht braun werden.

Nußbutter

Zutaten
100 g Nüsse, 2 EL Honig (nach Geschmack auch mehr), etwa 50 g Öl (z. B. ein geschmacksneutrales Sonnenblumenöl)

Zubereitung
Die Nüsse in der Nußmühle fein mahlen und anschließend im Mixer mit dem dünnflüssigen Honig verrühren.
Tropfenweise so viel Öl hinzugeben, bis eine feste cremige Masse entstanden ist.
In einem Glas mit Schraubverschluß hält sich Nußbutter sehr lange im Kühlschrank. Nußbutter können Sie aus Haselnüssen, Walnüssen, Erdnüssen oder Sonnenblumenkernen herstellen.

Muntermacher und Energiespender für die Pause

Die Zusammensetzung des zweiten Frühstücks in der Schule und im Kindergarten richtet sich ganz nach dem Appetit Ihres Kindes. Viele Kinder haben nach dem morgendlichen Frischkornmüsli kaum noch Hunger oder aber sind in den Pausen so beschäftigt, daß sie kaum Zeit zum Essen haben.

Berücksichtigen Sie diese Tatsache, geben Sie Ihren Kindern nicht zu viel Essen mit und nur solche Dinge, die ihnen einen Anreiz zum Essen geben. Ermuntern Sie sie außerdem, Reste wieder mit nach Hause zu bringen.

Auf keinen Fall sollten Sie bei Schulkindern das gute alte Pausenbrot durch Geld ersetzen. Viele Lehrer können Ihnen folgendes bestätigen: Die Kinder werden am Ende der Stunde vor der großen Pause sehr unruhig und können nicht mehr aufpassen, weil sie so schnell wie möglich das Klassenzimmer verlassen wollen, um zuerst beim Bäcker zu sein. Langsamere Kinder müssen fast die halbe Pause warten, bis sie an der Reihe sind und sich etwas kaufen können. Außerdem erliegen Kinder sehr leicht der Versuchung, zuckrige Kuchen oder Süßigkeiten zu kaufen. Aus diesem Grund sollte das mitgebrachte Pausenfrühstück für Ihr Schul- und Kindergartenkind attraktiv sein. Bedenken Sie, daß das Pausenbrot auch von den anderen Kindern meist genau begutachtet wird. Insbesondere darf es nie zu dick bestrichen sein, damit der Belag nicht überquellen kann; es sollte auch nicht stark riechen (vermeiden Sie deshalb entsprechende Käsesorten), sondern alles muß auch noch nach ein paar Stunden frisch und ein wenig bunt aussehen.

Gut bewährt haben sich, je nach Hunger der Kinder, Vollkornbrot oder Vollkornbrötchen sowie Knäckebrot. Die Brote werden nur mit Butter (oder einer guten Pflanzenmargarine), Nußbutter oder einer pikanten Butter bestrichen.

Kindern, die nur wenig essen oder besonders Süßes bevorzugen (der Geschmack bei Kindern ändert sich ja bekanntlich oft sehr schnell), gibt man statt dessen Granola, Müslikekse oder ähnliches mit. Dazu erhält das Kind Obst und Gemüse – wie Beeren, Trauben, Mandarinen, Äpfel, Bananen usw. oder Gurkenscheiben, Radieschen oder Tomaten.

Ein solches Pausenfrühstück ist nicht trocken und macht nicht durstig. Es wird hübsch und appetitlich in einer gut verschließbaren Dose angerichtet. Auch ein selbstgemachter Naturjoghurt, eine Dickmilch oder ein Milchmixgetränk können ein gutes Pausenfrühstück sein.

Oft haben die Kinder in den überheizten Räumen oder nach dem Sport großen Durst. In der Schule können sie meist nur gezuckerten Kakao oder Fruchtmixgetränke aus H-Milch sowie Limonaden kaufen. Geben Sie deshalb Ihrem Kind bei Bedarf als Durstlöscher einen Früchtetee oder einen Fruchtsaft mit. Beide werden in gut verschließbare Fläschchen oder Gefäße abgefüllt.

Rosinenbrötchen

Diese Brötchen schmecken auch ohne Belag ganz ausgezeichnet.

Zutaten

600 g Weizen oder Dinkel,
250 bis 300 g lauwarme Milch,
40 g Hefe, 1 TL Salz, 1 TL Zimt,
100 g Butter oder Margarine,
50 g ungeschwefelte Rosinen
(oder 50 g gehackte oder gemahlene Haselnüsse), 2 EL Milch zum Bestreichen

Zubereitung

Den Weizen oder Dinkel fein mahlen und mit dem Salz und dem Zimt mischen.
Die Hefe in der lauwarmen Milch auflösen und zum Getreide gießen.
Zusammen mit der Butter (diese sollte nicht aus dem Kühlschrank kommen, sondern Zimmertemperatur haben) zu einem glatten, weichen Teig kneten, der nicht mehr kleben sollte.
Zugedeckt an einem warmen Ort etwa 1/2 bis 1 Stunde gehen lassen, bis sich sein Volumen fast verdoppelt hat. Danach den Teig noch einmal gut durchkneten und dabei die Rosinen untermengen.
Aus dem Teig – je nach Appetit des Kindes – 16 bis 22 Brötchen formen, auf ein

gefettetes Backblech setzen und an einem warmen Ort noch einmal 10 Minuten gehen lassen.
(Achten Sie beim Formen darauf, daß die Rosinen im Innern der Brötchen bleiben. Sitzen sie nämlich außen, werden sie schwarz und schmecken nach dem Bakken leicht bitter.)
Anschließend die Brötchen vorsichtig mit der Milch bestreichen, auf die mittlere Leiste in den kalten Backofen schieben und bei 220°C je nach Größe etwa 25 bis 35 Minuten backen.

Vollkornmischbrot

Dieses Vollkornmischbrot aus Weizen und Roggen wird mit Hefe gebacken. Ich bereite es mit einem sogenannten Vorteig zu, weil es auf diese Weise nicht so schnell trocken und weniger bröselig wird und eine knusprige Kruste bekommt.

Zutaten
Für den Vorteig:
400 g Roggen, 400 g lauwarmes Wasser, 1 TL Salz, 1 TL Honig

Für den Hauptteig:
700 g Weizen, 300 bis 350 g lauwarmes Wasser, 40 g Hefe, 2 gestr. TL Salz, 3 EL Milch zum Bestreichen

Zubereitung
Der Vorteig wird am besten am Abend vor dem eigentlichen Backtag angesetzt. Hierzu den Roggen mittelfein mahlen.
Das Salz und den Honig in dem lauwarmen Wasser auflösen und zum Roggen gießen. Mit einem Holzlöffel alles zu einem weichen Teig verrühren. Danach die Teigschüssel mit einem feuchten Tuch abdecken und bei Zimmertemperatur bis zu 12 Stunden stehenlassen. (Achten Sie darauf, daß das Tuch nicht trocknet, damit die Oberfläche des Teiges auch wirklich feucht bleibt. Legen Sie vielleicht noch eine Plastiktüte oder Alufolie darüber.)
Am nächsten Morgen den Weizen fein mahlen.
Die Hefe in dem lauwarmen Wasser auflösen.
Das Salz, den Weizen und das Hefewasser zum Vorteig gießen und alle Zutaten mindestens 5 Minuten zu einem elastischen Teig verkneten.
Diesen zugedeckt an einem warmen Ort (Nähe einer Heizung oder eines Ofens) etwa eine Stunde gehen lassen, bis sich sein Volumen fast verdoppelt hat.
Danach den Teig noch einmal kräftig durchkneten. Ihn entweder zu einem runden oder länglichen Brotlaib formen und auf ein gefettetes Backblech setzen oder in eine gefettete Backform geben und die Oberfläche mit einem nassen Löffel glattstreichen. Das Brot mit einem Messer einritzen und vorsichtig mit der lauwarmen Milch bestreichen. Noch einmal etwa 20 Minuten an einem warmen Ort gehen lassen.
Anschließend das Brot auf die unterste Leiste in den kalten Backofen schieben und eine Schüssel mit heißem Wasser daneben stellen. Das Brot 20 Minuten bei 250°C und weitere 40 bis 50 Minuten bei 200°C backen.
Vor dem Verzehr etwa 3 bis 4 Stunden auf einem Kuchengitter auskühlen lassen.

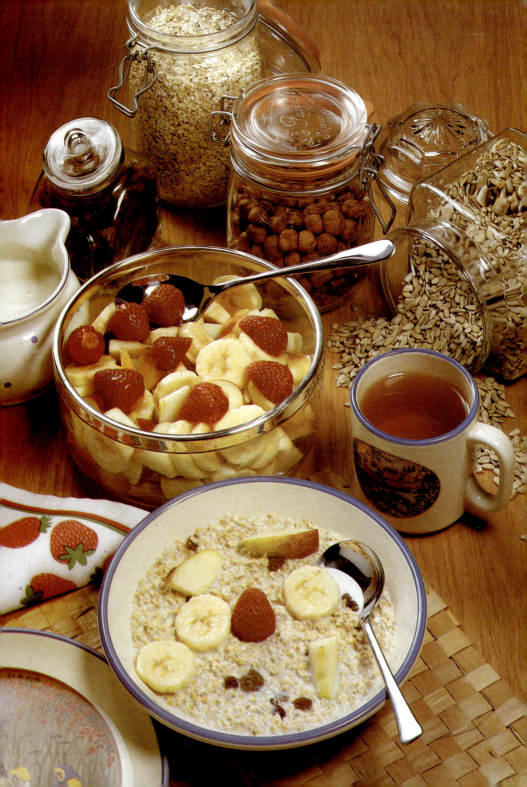

Farbtafel 1:
Müslibuffet und Kräutertee zum Frühstück (Rezept Seite 28)

Variationen

Ganz nach Ihrem persönlichen Geschmack und dem Ihrer Familie können Sie unter das Brot etwa 100 bis 200 g Sesam, Sonnenblumenkerne oder Leinsamen mischen.

(Weitere Brotrezepte finden Sie im Abschnitt »Leichte Kost zum Tagesausklang« Seite 64 ff.)
Bestreichen Sie die Pausenbrote ganz nach dem Geschmack der Kinder mit einem süßen (siehe Seite 29) oder salzigen Brotaufstrich oder nur mit Butter oder einer guten Pflanzenmargarine. Beim Durcheinanderschütteln der Schulranzen und Kindergartentäschchen fällt ein Brotbelag aus Rohkostscheiben oder Obst oft durcheinander. Ich verpacke ihn deshalb lieber getrennt.

Kräuterbutter

Zutaten
*250 g Butter, Kräutersalz,
4 EL feingehackte frische Küchenkräuter*

Zubereitung
Die Butter aus dem Kühlschrank nehmen und warm stellen, damit sie weich wird. Die Kräuter waschen, trocknen und fein wiegen (ersatzweise getrocknete Kräuter verwenden) und mit Kräutersalz vermischen. Anschließend mit einer Gabel unter die Butter mengen.
Mit Hilfe von Butterbrotpapier die Kräuterbutter zu einer Rolle formen und kalt stellen.

Variationen

Ganz nach Geschmack können Sie auch nur ein Küchenkraut oder Gewürz verwenden, wie etwa Dill, Schnittlauch, Kresse, Basilikum, Knoblauch usw.

Bunte Butter

Zutaten
250 g Butter, 2 EL gemischte Küchenkräuter, 1 EL sehr kleingeschnittene rote Paprikaschoten, 1 EL kleingeschnittene Kapuziner- oder Ringelblumenblätter, Kräutersalz, Zitronensaft

Zubereitung
Alle Zutaten mit einer Gabel unter die weiche Buttermasse mengen und mit Kräutersalz und Zitronensaft abschmecken. Wie bereits beschrieben, die Butter zur Rolle formen und kalt stellen.

Möhren-Butter

Zutaten
*150 g Möhren, 100 g Butter,
1 TL Honig, 1 EL Zitronensaft*

Zubereitung
Die Möhren waschen, bei Bedarf schälen und fein reiben.
Mit der weichen Buttermasse vermengen und mit dem Honig und dem Zitronensaft abschmecken.
Im Kühlschrank ist die Möhrenbutter einige Zeit haltbar.

Granola

Granola wird auch als Fertigprodukt im Handel angeboten. Achten Sie aber beim Kauf darauf, daß es keine denaturierten Inhaltsstoffe (wie Zucker, Weißmehl usw.) enthält. Ganz sicher gehen Sie natürlich, wenn Sie Granola selber machen. Sie wissen dann genau, was »drin« ist.

Mit Granola können Sie das morgendliche Müsli verfeinern. Sie können die Kekse den Kindern als Knabberei in die Schule oder in den Kindergarten mitgeben, oder Granola einfach so zum Naschen verwenden. Wir haben auch immer einen kleinen Vorrat auf Wanderungen oder Radtouren dabei.

Zutaten

1/8 l Wasser, 1/8 l Öl
(ein geschmacklich neutrales Öl verwenden), 200 bis 300 g Honig (nach Geschmack), 100 g Sesam,
50 g Sonnenblumenkerne,
50 g gehackte oder gemahlene Haselnüsse, 400 g Haferflocken
100 g Weizenkörner (sollten vorher eingeweicht werden), 1 TL Vanille,
1 TL Zimt, 1 Prise Salz

Zubereitung

Die ungemahlenen Weizenkörner am besten mit kochendem Wasser überbrühen und über Nacht mit dem Wasser bedeckt stehenlassen, damit sie weich werden.
Am nächsten Tag den Achtelliter Wasser erhitzen, den Honig darin auflösen, und das Öl dazugeben.
Das Wasser der eingeweichten Weizenkörner abgießen, und diese mit den Haferflocken, dem Sesam, den Sonnenblumenkernen und den Haselnüssen vermengen.

Das »Honig-Öl-Wasser« über die trockene Mischung gießen, 5 Minuten quellen lassen, die Gewürze dazugeben und das Ganze gut durchkneten.

Ein Backblech einfetten und die Masse etwa 5 mm dick auswellen oder mit einem nassen Löffel ausstreichen. Anschließend mit einem nassen Messer glattstreichen.
Sie können diese Masse in der Nähe eines Ofens etwa zwei Tage trocknen lassen. Schneller geht es, wenn Sie den Backofen auf 50°C aufheizen, das Blech auf die mittlere Leiste schieben, die Backofentür einen Spalt geöffnet halten (Holzlöffel dazwischen klemmen) und so den Teig etwa 6 bis 12 Stunden trocknen.

Granola ist fertig, wenn der Teig fest geworden ist und sich in kleine Stücke auseinanderbrechen läßt. Diese Stücke werden in einem großen Glas mit Schraubverschluß aufbewahrt. Knusprig wird Granola, wenn der Teig statt des langsamen Trocknens etwa 20 bis 30 Minuten bei 160°C gebacken wird (allerdings werden dabei dann auch einige Vitamine zerstört).

Variationen

Dies ist nur eine Granolavariante unter vielen. Experimentieren Sie selbst ein wenig. Sie haben auch folgende Möglichkeiten:
– Statt Wasser können Sie einen naturreinen Obstsaft verwenden.
– Statt des Weizens ist auch jede andere Getreideart möglich.
– Sie können alle Nußsorten verwenden.
– Geraspelte Kokosnüsse (Kokosflocken) schmecken gut.
– Rosinen und anderes ungeschwefeltes Trockenobst sind verwendbar.
Es gibt noch mehr Möglichkeiten...

Müslikekse

Zutaten
*100 g Butter, 200 g Quark,
100 g Honig, 2 Eier,
50 g ungeschwefelte Rosinen,
50 g Haselnüsse, je 50 g Hirse,
Weizen, Gerste, Hafer, 3 EL Milch
zum Bestreichen*

Nach Geschmack:
*Sesam, Sonnenblumenkerne und
großblättrige Haferflocken zum
Bestreuen*

Zubereitung
Die Butter mit dem Quark, dem Honig und den Eiern schaumig rühren.
Die Rosinen hacken, die Haselnüsse und das Getreide fein mahlen. Alles zur Buttermischung geben und zu einem weichen Teig verkneten.
Ein Backblech einfetten, den Teig darauf verteilen und mit einem nassen Messer glattstreichen.
Die Teigfläche mit der Milch bestreichen und ganz nach Geschmack mit Haferflocken, Sonnenblumenkernen und Sesam bestreuen.
Den Belag gut andrücken und den Teig schon vor dem Backen mit einem Messer in kleine Rechtecke (in der gewünschten Keksgröße) schneiden.
Das Blech auf die mittlere Leiste in den kalten Backofen schieben und bei 200°C etwa 20 bis 25 Minuten backen.
Auf einem Kuchengitter auskühlen lassen und in einer Blechdose aufbewahren.

Pausenspießchen *(Farbtafel 2)*

Es gibt sicher kaum ein Kind, das dieses leckere, bunte Pausenfrühstück nicht mit Begeisterung essen wird.

Zutaten
*1/2 bis 1 Scheibe Vollkornbrot,
1 EL Frischrahmkäse, 2 bis 3 Würfel Schnittkäse (z. B. Edamer oder Gouda), 2 Gewürzgurkenwürfel oder Salatgurkenwürfel, 2 Radieschen oder 2 rote Paprikawürfel*

Zubereitung
Das Vollkornbrot in kleine etwa 3 cm große Quadrate schneiden. Die Hälfte der Quadrate mit Frischrahmkäse bestreichen und mit der anderen Hälfte bedecken.
Zusammen mit den übrigen Zutaten möglichst bunt und abwechslungsreich auf ein Holzspießchen stecken.
In einer Frühstücksdose gut verpackt den Kindern mitgeben.
Wenn Ihre Kinder am Nachmittag noch Unterricht haben und deshalb mittags nicht nach Hause kommen, können Sie ihnen sehr gut einen Kartoffelsalat oder einen süßen oder salzigen Reissalat in gut verschließbaren Dosen mitgeben. Alle drei Salate lassen sich zu einem großen Teil schon am Abend vorher zubereiten.
Sie schmecken übrigens auch als Abendessen.

Früchtereis

Zutaten
200 g Naturreis (am besten Rundkorn), 1/4 l Milch und Wasser gemischt, 1/8 l Milch, abgeriebene Schale einer unbehandelten Zitrone, 2 EL Honig, 2 Orangen oder 200 g Erdbeeren oder ein anderes Obst nach Geschmack, etwas Zimt

Zubereitung
Den Reis waschen, mit dem Viertelliter Milch und Wasser sowie der abgeriebenen Zitronenschale zum Kochen bringen und etwa 40 bis 45 Minuten auf kleiner Flamme kochen lassen. Nach der Hälfte der Kochzeit noch den Achtelliter Milch hinzufügen. (Am Ende der Kochzeit aufpassen, daß der Reis nicht anbrennt, eventuell noch etwas Milch hinzufügen.) Danach den Honig unterrühren und den Reis abkühlen lassen. Die Orangen schälen – anderes Obst waschen und abtropfen lassen –, in Würfel schneiden und unter den Reis heben. Nach Geschmack mit etwas Zimt bestreuen.

Das vollwertige Mittagessen

Das Mittagessen ist im allgemeinen die Hauptmahlzeit des Tages.
Viele Kinder sind aber von einem langen Schulvormittag, einem weiten Schulweg oder der Busfahrt zunächst einmal so erschöpft oder haben so viel zu erzählen, daß sie kaum etwas essen können. Gönnen Sie ihnen daher zunächst eine Verschnauf- und Erzählpause.
Beginnen Sie das Mittagessen dann mit einem Rohkostteller: Achten Sie darauf, daß die Rohkost die appetitanregenden Farben Grün, Rot und Weiß enthält und harmonisch zusammengestellt ist, das heißt, aus Pflanzenteilen, die über der Erde (Blätter und Blüten) und Pflanzenteilen, die unter der Erde (Wurzeln) gewachsen sind. Wenn Sie alles hübsch anrichten und Ihr Kind die Rohkost vielleicht sogar »dippen« lassen, wird es bestimmt begeistert essen. Rohkost zwingt zum guten Kauen; sie kann nicht heruntergeschlungen werden und damit auch später nicht wie ein Kloß im Magen liegen. Geben Sie ihrem Kind vor und zur Rohkost nichts zu trinken. Ein Getränk verdünnt nämlich die Verdauungssäfte und fördert bei einem empfindlichen Magen Blähungen.
Damit alle Vitalstoffe möglichst gut erhalten bleiben, sollten Sie nur knackig frische Gemüse und Salate zubereiten. Diese werden gründlich gewaschen und – falls nötig – geschält, weil die meisten Schadstoffe direkt unter der Schale sitzen. Unmittelbar vor der Mahlzeit wird die Rohkost dann zerkleinert (in Scheiben oder Stifte geschnitten oder geraspelt) und mit einer Marinade (Dip) angerichtet. Diese sollte möglichst ein naturbelassenes Fett mit ungesättigten Fettsäuren enthalten, weil dadurch die Aufnahme der Vitamine (besonders von Vitamin A) gefördert wird.
Dem Rohkostteller folgt ein Nudel-, Getreide- oder Kartoffelgericht (siehe Rezepte Seite 50), oder, wenn Sie es sehr eilig haben, servieren Sie ganz einfach Vollkornbrötchen oder Vollkornbrot.
War der Rohkostteller nicht so groß, oder

haben Sie genügend Zeit für die Vorbereitung des Mittagessens, so können Sie zu den oben erwähnten Gerichten zusätzlich noch schonend gegartes Gemüse reichen oder eine Suppe, einen Eintopf, einen Gemüsekuchen oder einen Auflauf servieren.

Rohkost – ein Eßvergnügen für die Kinder

Moderne Ernährungswissenschaftler machen die übliche Ernährungsweise, bei der alle Speisen hauptsächlich gekocht, gebraten, püriert oder aus Fertigprodukten hergestellt werden, verantwortlich für das Auftreten zahlreicher Zivilisationskrankheiten und vieler unbestimmter Krankheitszeichen wie Müdigkeit, Schlappheit, Leistungsschwäche usw. Sie fordern deshalb eine Umstellung der Ernährung auf mehr Rohkost (1/3 bis 1/2 der täglichen Nahrungsmenge). Denn nur in der Frischkost sind alle empfindlichen Vitalstoffe (Vitamine, Mineralstoffe, Enzyme, Spurenelemente, Ballast- und Aromastoffe) unzerstört vorhanden. Und nur durch sie können im Körper alle Stoffwechselprozesse optimal ablaufen.

Aus diesem Grund sollten Sie Ihr Kind schon als Kleinkind an Rohkost gewöhnen: Zunächst erhält es diese in Form von rohen Frucht- und Gemüsesäften, später dann vor der Hauptmahlzeit in kleinen Portionen, die allmählich größer werden können.

Selbst ein Kind, das bisher um Salate und Rohkost einen großen Bogen gemacht hat, wird diese gerne essen, wenn Sie bei der Zubereitung von Rohkost ein wenig den kindlichen Geschmack berücksichtigen. Gemüserohkost und Blattsalate schmecken lieblich, wenn sie mit Obststücken oder Trockenobst gemischt werden, und die Grundlage der Marinade aus einem Milchprodukt besteht.

Ein besonderes Eßvergnügen für Kinder ist ein bunter Teller mit verschiedenen rohen Gemüsesorten, Blattsalaten und Obststücken, zu denen Sie die Lieblingssoßen Ihrer Kinder als Dip servieren. Mit Vollkornbrötchen oder Vollkornbrot wird so ein »Salatfondue« dann zu einem wahren Festschmaus.

Die folgenden Dips können Sie entweder getrennt zu rohen Gemüsestiften, -scheiben oder Blattsalaten reichen oder kurz vor dem Servieren diese damit vermischen.

Nußdip (Farbtafel 3)

Zutaten
*250 g Dickmilch, 2 EL Öl,
50 g gehackte Walnüsse oder gemahlene Haselnüsse,
1 EL Zitronensaft*

Entweder:
Kräutersalz, frisch gemahlener Pfeffer, 2 EL feingehackte Petersilie und Dill
Oder:
2 EL Honig

Zubereitung
Die Dickmilch mit dem Öl und den Nüssen vermischen und mit dem Zitronensaft abschmecken.
Bei der süßen Variante wird der Dip mit Honig gewürzt, bei der pikanten mit Kräutersalz, Pfeffer, der feingehackten Petersilie und dem Dill.

Kräuterdip

Zutaten

*200 g Joghurt, 2 EL Öl,
2 bis 4 EL gehackte gemischte Küchenkräuter, Kräutersalz, Zitronensaft*

Zubereitung

Den Joghurt mit dem Öl verrühren, die gehackten Kräuter unterziehen und den Dip mit Kräutersalz und Zitronensaft abschmecken.

Orangendip

Zutaten

100 g Joghurt, 50 g süße Sahne, 1 TL Senf, Saft von einer halben bis einer Orange, Kräutersalz, Curry

Zubereitung

Den Joghurt mit der Sahne und dem Orangensaft vermischen, mit dem Senf, mit Kräutersalz und ganz nach Geschmack mit Curry würzen.

Roter Dip süß

Zutaten

250 g Dickmilch, 4 EL Rote-Bete-Saft, 1/2 TL Vanille, 2 EL Honig

Zubereitung

Die Dickmilch mit dem Rote-Bete-Saft verrühren und mit der Vanille und dem Honig würzen.

Roter Dip pikant (Farbtafel 3)

Zutaten

6 EL süße Sahne, 2 EL Tomatenketchup, 1 bis 2 EL Obstessig, 2 EL Öl, 1 Knoblauchzehe, Kräutersalz, 2 EL Schnittlauchröllchen

Zubereitung

Die Sahne mit dem Ketchup, dem Essig und dem Öl verrühren und mit Kräutersalz und der zerdrückten Knoblauchzehe würzen.
Zum Schluß die Schnittlauchröllchen unterziehen.

Süßer Quarkdip

Zutaten

250 g Quark, 8 EL Milch oder Sahne, 1 TL Zimt, 1 TL Honig, 1 bis 2 EL Kokosflocken, 50 g eingeweichte und pürierte Trockenfrüchte

Zubereitung

Den Quark mit der Milch verrühren und mit dem Zimt, dem Honig und den Kokosflocken würzen.
Ganz nach Geschmack die eingeweichten und pürierten Trockenfrüchte (wie Pflaumen, Rosinen, Datteln, Feigen) unterziehen.

Rohkostvariationen *(Farbtafel 3)*

Einige Vorschläge und Anregungen, auf welche Weise Sie Rohkostsalate für Kinder anmachen können:

– Blattsalate und Blattgemüse (Kopf-, Eis-, Endivien-, Pflücksalat, Mangold, Spinat usw.) – alle Dips
– Blumenkohl- und Broccoliröschen – Nuß- oder Orangendip
– Chicorée mit Bananen-, Apfel- und Orangenstücken – süßer Nußdip
– Feldsalat mit Orangenstückchen oder Rosinen – Orangendip
– Fenchel mit Bananenscheiben oder Datteln – süßer oder pikanter Nußdip, Orangendip, Quarkdip
– Gurken- oder Zucchinischeiben – Dilldip
– Kohlrabistifte – Nußdip
– Möhren und Äpfel – süßer Quarkdip
– Radieschen oder Rettiche mit Äpfeln – Schnittlauchdip
– Rote Bete mit Rosinen oder Äpfeln – süßer roter Dip, Orangendip
– Sauerkraut mit Äpfeln oder Ananas – Petersiliendip
– Sellerie mit Äpfeln und Orangen – Nußdip
– Sommersalat (Eissalat, Tomaten, Zucchini) – Kräuterdip, pikanter roter Dip
– Sprossen – pikanter roter Dip, Kräuterdip
– Tomaten mit Bananen – Kräuterdip, Orangendip, pikanter roter Dip
– Weißkohl (Rotkohl) mit Äpfeln oder Ananas – Nußdip
– Wildkräuter (am besten von den Kindern selbst gesammelt) – Kräuterdip, Orangendip
– Zuckerhut – pikanter roter Dip

Zehnmal Nudelglück für unsere Kinder

Nudeln stehen bei Kindern an erster Stelle, fragt man sie nach Ihrem Lieblingsessen. Wie abwechslungsreich Nudelgerichte sein können, sollen Ihnen die folgenden Rezepte zeigen. Wenn Sie dabei noch auf Vollkornnudeln »umsteigen«, brauchen Sie keine Angst zu haben, daß Ihre Kinder durch die viele »Nudelesserei« dick werden. Vollkornnudeln enthalten nämlich keine leeren Kohlenhydrate wie die üblichen »weißen« Nudeln, sondern alle wertvollen Bestandteile des frisch gemahlenen Getreides. Sie schmecken dadurch auch aromatischer und herzhafter. Vollkornnudeln können Sie in Reformhäusern und Grünen Läden kaufen. Großen Spaß macht es aber auch, zusammen mit den Kindern, die eigenen Nudeln herzustellen.

Vollkornnudeln selbstgemacht

Grundrezept 1
350 g Weizen (50 g Kleie aussieben), 3 Eier, 3 TL Öl, 1 Prise Salz

Grundrezept 2
600 g Weizen (100 g Kleie aussieben), 3 Eier, 2 TL Öl, 1 gestr. TL Salz, 6 bis 10 EL Milch oder Wasser

Zubereitung
Den Weizen fein mahlen und die Kleie (je nach Rezept) aussieben. Auf diese Weise wird der Teig geschmeidiger und weniger brüchig. Die Kleie, die im Sieb zurückbleibt, kann man zum Brotbacken, zum Ausstreu-

en von Formen oder fürs Müsli weiterverwenden.

Die Eier, das Salz, das Öl (und nach Rezept 2 auch die Milch) zum Vollkornmehl geben und alles zu einem glatten Teig verkneten. Der Teig sollte elastisch sein und nicht mehr kleben, deshalb muß man ihn ordentlich schlagen und mit dem Handballen bearbeiten. Danach den Teig zu einer Kugel formen, etwa eine Stunde bei Zimmertemperatur ruhenlassen und mit einem feuchten Tuch bedecken, damit er nicht austrocknen kann. Anschließend den Teig so dünn wie möglich ausrollen, etwa 10 Minuten antrocknen lassen und den jeweiligen Rezepten entsprechend in Streifen, Rechtecke oder Quadrate schneiden. Wenn Sie oft Nudeln selber machen, lohnt sich die Anschaffung einer handbetriebenen Nudelmaschine. Sie erleichtert die Arbeit des dünnen, gleichmäßigen Ausrollens sehr und zerteilt die Nudeln außerdem in Streifen gewünschter Breite.

Das Grundrezept 1 eignet sich sehr gut für die Herstellung von Ravioli, Canelloni und Lasagne.
Das Grundrezept 2 verwende ich für Nudelgerichte mit verschiedenen Soßen, für Nudelaufläufe und Suppennudeln.

Variationen
Statt des Weizens können Sie auch Dinkel oder halb Weizen und halb Roggen verwenden.

Das Kochen von Nudeln

Man gibt die Vollkornnudeln in sprudelndes Salzwasser, dem man 1 Teelöffel Öl zugefügt hat, und kocht sie je nach Dicke 5 bis 8 Minuten. Sie dürfen auf keinen Fall zu weich werden, sondern sollten knackig bleiben.
Danach werden sie durch ein Sieb abgegossen und gleich mit einer Soße serviert oder weiterverarbeitet. Auf das Abbrausen mit kaltem Wasser können Sie dabei verzichten, denn Vollkornnudeln kleben kaum zusammen.

Bunte Nudeln

Wenn Sie dem Nudelteig 1–2 TL Tomatenmark oder 50 g gut abgetropften pürierten Spinat (und entsprechend weniger Flüssigkeit) zugeben, erhalten Sie zur Freude Ihrer Kinder rote und grüne Nudeln.
Bereits fertige Nudeln kann man auch einen Tag lang an der Luft trocknen lassen. Auf diese Weise erhält man Nudeln auf Vorrat. Allerdings sollte man dann dem Teig besser kein Salz zufügen.

Suppennudeln

Die Kinder helfen sicher begeistert mit, wenn sie aus dem dünn ausgerollten Nudelteig mit Hilfe ihrer kleinen Ausstechformen Nudelfiguren für die Suppe ausstechen dürfen. Wenn es schnell gehen soll, können Sie den Teig selbstverständlich auch nur in kleine Streifen schneiden.

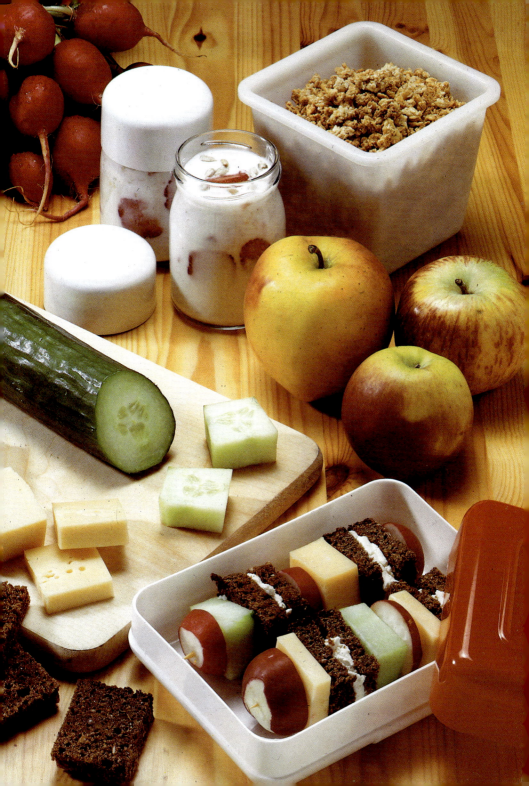

Farbtafel 2:
Pausenspießchen, Fruchtjoghurt, Obst und Gemüse für das Pausenfrühstück
(Rezepte Seite 35 und 57)

Käse-Sahne-Nudeln

So finden Vollkornnudeln im Handumdrehen reißenden Absatz!

Zutaten

Selbstgemachte Vollkornnudeln nach Grundrezept 2 oder 500 g gekaufte Vollkornnudeln, 100 g Butter, 150 g Käse (alle Geschmacksrichtungen und Mischungen sind möglich), 1/8 l Sahne, Kräutersalz, frisch gemahlener Pfeffer, Muskat

Zubereitung

Die Butter im Topf zerlassen und über die gekochten Vollkornnudeln gießen. Den Käse darüber reiben und alles gründlich miteinander vermischen.
Die Sahne hinzugießen und mit Kräutersalz, Pfeffer und Muskat würzen. Eventuell das Ganze noch einmal erhitzen und sofort servieren.

Grünkernsoße nach Bologneser Art

Zutaten

4 EL Olivenöl, 1 große Zwiebel, 2 kleine Möhren, 1 Knoblauchzehe, 1 nach Rezept gekochter Grünkern 8 Tomaten (ersatzweise aus der Dose), 1 bis 2 Tassen Gemüsebrühe, Kräutersalz, Pfeffer, Basilikum, Oregano, 100 g geriebener Käse

Zubereitung

Die Zwiebel, die geputzten Möhren und die Knoblauchzehe in Würfel schneiden und in dem heißen Olivenöl glasig dünsten.
Den Grünkern, wie auf Seite 80 beschrieben, ausquellen lassen, anschließend zu den Zwiebeln geben und ebenfalls andünsten.
Die abgezogenen und in Würfel geschnittenen Tomaten sowie die Gemüsebrühe dazugeben und alles auf kleiner Flamme etwa 5 bis 10 Minuten köcheln lassen.
Kräftig mit den Gewürzen abschmecken und mit dem geriebenen Käse bestreuen.

Tomatensoße

Zutaten

2 EL Olivenöl, 1 kleine Zwiebel, 1 Knoblauchzehe, 500 g Tomaten (ersatzweise aus der Dose), 1 Gemüsebrühwürfel, 1/2 TL Thymian, 1 TL Basilikum, 1 TL Kräutersalz, frisch gemahlener Pfeffer, 4 EL süße Sahne, 4 EL geriebener Käse

Zubereitung

Die gewürfelte Zwiebel und die zerdrückte Knoblauchzehe in dem Öl andünsten.
Die Tomaten (frische sollten vorher enthäutet werden) sowie den Gemüsebrühwürfel dazugeben und alles auf kleiner Flamme etwa 10 Minuten köcheln lassen.
Mit den Gewürzen abschmecken und die Sahne unterziehen. Nach Geschmack mit dem geriebenen Käse bestreuen.

Gemüse-Sahne-Soße

Zutaten

*20 g Butter oder Margarine,
2 rote Zwiebeln, 500 g Endiviensalat (oder Chinakohl oder Mangold),
1/4 l Sahne, Kräutersalz und frisch gemahlener Pfeffer,
2 EL Parmesan-Käse,
etwas Zitronensaft*

Zubereitung

Die Zwiebeln in Ringe schneiden und in dem heißen Fett glasig dünsten.
Die Endivienblätter waschen, trocknen, in Streifen schneiden und dazugeben.
Kurz andünsten, dann die Sahne und den Käse hinzufügen und die Soße mit Kräutersalz, Pfeffer und Zitronensaft abschmekken.

Béchamelsoße

Zutaten

*40 g Weizenvollkornmehl, 1/4 l Milch, gut 1/4 l Gemüsewasser oder -brühe,
1 Lorbeerblatt, frisch gemahlener Pfeffer, Zitronensaft, Kräutersalz,
2 EL Hefeflocken, 40 g Butter*

Zubereitung

In einer trockenen Pfanne das möglichst frisch gemahlene Vollkornmehl rösten (es muß dabei noch hell bleiben) und abkühlen lassen.
Unter Rühren die Milch, die Gemüsebrühe und das Lorbeerblatt zugeben und 3 bis 5 Minuten kochen lassen. Anschließend das Lorbeerblatt entfernen. Die Soße mit Kräutersalz, Pfeffer, Zitronensaft und den Hefeflocken abschmecken und mit der Butter schmelzen.
Ganz nach Geschmack kann diese Béchamelsoße abgeändert werden: mit einer kleingeschnittenen Zwiebel, mit Sahne, Käse, Nüssen, Curry, Senf, Kapern, Meerrettich und Kräutern.
Béchamelsoße schmeckt auch zu Pellkartoffeln.

Lasagne

Zutaten

1 Portion Nudelteig nach Grundrezept 1 oder gekaufte Vollkorn-Lasagne, 1 Portion Grünkernsoße nach Bologneser Art, 1 Portion Béchamelsoße mit 100 g geriebenem Käse verfeinert

Zubereitung

Nach dem Grundrezept 1 einen Nudelteig zubereiten. Den dünn ausgerollten Teig in Quadrate von 10 mal 10 cm Größe schneiden und diese etwa eine halbe Stunde ruhenlassen. Danach im sprudelnden Salzwasser etwa vier Minuten kochen und auf einem Handtuch abtropfen lassen.
Die Grünkernsoße und die Béchamelsoße mit Käse verfeinern.
Eine Auflaufform einfetten und abwechselnd eine Lage Nudeln, Grünkernsoße und Béchamelsoße einfüllen. Die oberste Lage sollte eine Béchamelsoße sein.
Einige Butterflöckchen auf die letzte Lage geben und im Backofen auf der mittleren Leiste bei 200°C etwa 30 bis 35 Minuten backen.

Canelloni

Zubereitung

Nach dem Grundrezept 1 einen Nudelteig herstellen.
Den dünn ausgerollten Teig in Quadrate von 10 mal 10 cm schneiden und diese in leicht gesalzenem sprudelndem Wasser mit 1 Teelöffel Öl garen.
Die Teigquadrate herausnehmen, abtropfen lassen, mit der Füllung (Seite 44) bestreichen, aufrollen und in eine feuerfeste gefettete Auflaufform geben.
Entweder mit Milch übergießen oder mit geriebenem Käse und Butterflöckchen bestreuen.
Im Backofen bei 200°C auf der mittleren Leiste etwa 30 Minuten backen.

Spinatfüllung für Ravioli

Zutaten

300 g Spinat oder Mangold oder Melde, 200 g Hüttenkäse oder ein anderer Frischkäse, 100 g Walnüsse, Muskat, frisch gemahlener Pfeffer, Kräutersalz

Zubereitung

Den Spinat waschen und verlesen. (Mangold in Streifen schneiden.)
Bei kleiner Hitze tropfnaß im Topf zusammenfallen lassen. Abgetropft mit dem Hüttenkäse und den gehackten Walnüssen vermischen und mit Kräutersalz, Pfeffer und Muskat abschmecken.

Ravioli

Zubereitung

Den Nudelteig nach dem Grundrezept 1 herstellen.
Den dünn ausgerollten Teig in Rechtecke, Quadrate oder Kreise von etwa 7 cm Durchmesser schneiden.
Auf eine Hälfte der ausgeschnittenen Teigstücke in die Mitte die Füllung geben und die Teigränder mit Wasser bestreichen. Die anderen Teigstücke auf die gefüllten setzen und fest zusammendrücken.
Die Ravioli in kochendes Salzwasser mit 1 Teelöffel Öl geben, wenn sie an der Oberfläche schwimmen, noch 2 Minuten ziehen lassen, aber nicht mehr kochen.
Auf einer Platte anrichten und entweder mit zerlassener Butter begießen oder eine Tomatensoße dazu reichen.

Champignonfüllung für Ravioli

Zutaten

350 g Champignons, 1 große Zwiebel, 2 EL Öl, Oregano, Pfeffer, Kräutersalz, Curry, 100 g geriebener Käse

Zubereitung

Die Champignons putzen und blättrig schneiden.
Die Zwiebel in feine Würfel schneiden.
Pilze und Zwiebel im heißen Öl etwa 3 bis 5 Minuten andünsten. Mit den Gewürzen pikant abschmecken und den geriebenen Käse unterheben.
Die Masse abkühlen lassen und die vorbereiteten Nudeln damit füllen.

Quarkfüllung für Canelloni

Süße Variante
Zutaten
500 g Quark, 2 bis 6 EL Milch,
2 EL Öl, 2 Eigelbe, 2 EL Honig,
abgeriebene Schale von einer
unbehandelten Zitrone,
2 Stengel Minze, 2 Eiweiß, 1/2 l Milch,
2 EL Vollkornbrösel

Zubereitung
Den Quark mit der Milch und dem Öl cremig rühren.
Die Eigelbe, den Honig und die abgeriebene Zitronenschale mit der Quarkmasse mischen.
Das Eiweiß sehr steif schlagen und zusammen mit den Minzblättern unterheben.
Auf die vorbereiteten Nudelteigquadrate streichen.
Diese aufrollen und in eine gefettete feuerfeste Auflaufform geben, mit der Milch übergießen und die Vollkornbrösel darüber streuen.
Auf der mittleren Leiste im Backofen bei 200°C etwa 30 bis 35 Minuten backen.

Salzige Variante
Zutaten
500 g Quark, 2 Pellkartoffeln,
2 bis 4 EL Milch, 1 Ei, Kräutersalz,
Pfeffer, 2 Knoblauchzehen,
möglichst viele feingehackte
Küchenkräuter, Butterflöckchen,
50 bis 100 g geriebener Käse

Zubereitung
Die Pellkartoffeln mit einer Gabel zerdrücken.
Mit dem Quark, der Milch und dem Ei verrühren.
Anschließend mit Kräutersalz, Pfeffer und den zerdrückten Knoblauchzehen pikant abschmecken.
Ganz nach Geschmack möglichst viele verschiedene feingehackte Küchenkräuter unterziehen.
Die Füllung auf die Teigquadrate geben. Diese aufrollen und in eine gefettete Auflaufform schichten.
Mit dem geriebenen Käse und den Butterflöckchen bestreuen.
Im Backofen bei 200°C auf der mittleren Leiste etwa 30 bis 35 Minuten backen.
Dazu reicht man eine pikant abgeschmeckte Tomatensoße (siehe Seite 41).
Noch einige Nudelrezepte:
Nudelauflauf Seite 50
Nudelsuppe Seite 45

Suppen, die selbst der Suppenkaspar ausgelöffelt hätte!

Hirseklößchen

Zutaten
150 g Hirse, etwa 300 g Milch,
1 bis 2 EL Honig, 1 Ei, 1/2 TL Vanille

Zubereitung
Die Hirse waschen, zusammen mit der Milch aufkochen und etwa 15 bis 20 Minuten auf kleiner Flamme ausquellen lassen.
Den Honig, das Ei und die Vanille unterrühren.
Mit Hilfe von zwei Teelöffeln kleine Klöße von der Masse abstechen und in die Suppe geben.

Nudelsuppe mit Gemüse

Zutaten

4 EL Öl, 1 große Zwiebel, etwa 700 g beliebiges Gemüse der jeweiligen Jahreszeit entsprechend; zum Beispiel 1 kleiner Blumenkohl, 3 Möhren, 1 Stange Lauch, 1/4 Sellerieknolle, 1 kleine Petersilienwurzel, 1 Handvoll grüne Bohnen, 4 Kartoffeln, 1 1/2 l Wasser, 3 Gemüsebrühwürfel, 2 EL Tomatenmark, je 1 TL Thymian, Basilikum, Oregano, Kräutersalz und frisch gemahlener Pfeffer, etwa 150 g Vollkornnudeln, nach Geschmack 50 bis 100 g geriebener Käse

Zubereitung

Die Zwiebeln würfeln und in dem Öl andünsten.
Das Gemüse putzen, die Kartoffeln schälen, beides kleinschneiden und zur Zwiebel geben.
Kurz andünsten und mit der Gemüsebrühe auffüllen.
Auf kleiner Flamme in etwa 20 Minuten weich kochen.
Die Nudeln extra kochen (man kann auch sehr gut einen Rest verwenden) und zusammen mit dem Tomatenmark zur Suppe geben.
Mit den Gewürzen abschmecken (sparsam, wenn Kleinkinder mitessen).
Nach Geschmack bei Tisch mit geriebenem Käse bestreuen.

Omas Fliederbeersuppe (Holunderbeersuppe)

Diese Suppe kochte schon meine Mutter für uns Kinder. Auch meinen Kindern schmeckt dieses Herbstsüppchen, das vorbeugend hervorragend gegen Erkältungen wirkt.

Zutaten

1 kg Holunderbeeren, 1 l Wasser (beides kann auch durch Holundersaft ersetzt werden), 2 Nelken, 2 Äpfel, 2 Birnen, Saft einer halben Zitrone, 1 TL Zimt, 2 EL Honig, nach Geschmack auch mehr

Zubereitung

Die Holunderbeeren mit den Nelken im Wasser kochen, bis sie zerfallen. Danach durch ein Sieb streichen.
Die Birnen und Äpfel schälen, vom Kerngehäuse befreien und in Würfel oder dünne Spalten schneiden.
Zum Holundersaft geben und noch einmal kurz aufkochen lassen.
Mit dem Honig, dem Zimt und dem Zitronensaft abschmecken und sofort heiß servieren.
Bei uns schwammen früher Grießklößchen in der Suppe. Ich mache heute Hirseklößchen dazu.

Sommerliche Buttermilchsuppe

Diese Suppe ist ein feines erfrischendes und doch sättigendes Essen für heiße Sommertage, das ohne große Vorbereitung serviert werden kann.

Zutaten
100 g Weizen, 1/2 l Wasser,
4 EL Honig, 1/4 TL Vanille,
2 EL Zitronensaft, 3/4 bis 1 l Buttermilch (oder Kefir oder Milch) und pro Person etwa 150 g frisches Obst der Jahreszeit (Erdbeeren, Brombeeren, Stachelbeeren, Kirschen, Pfirsiche, Aprikosen, Blaubeeren usw.), 2 Vollkornzwiebäcke

Zubereitung
Den frisch gemahlenen Weizen mit dem Wasser aufkochen und unter Rühren 5 bis 10 Minuten ausquellen lassen.
Die abgekühlte Masse mit dem Honig, dem Zitronensaft und der Vanille würzen.
Mit dem Schneebesen die kalte Buttermilch unterrühren und alles in Suppentellern anrichten. In die Mitte das gewaschene und eventuell zerkleinerte Obst geben und am Rand die Zwiebäcke (eventuell zerkleinert) verteilen.

Getreidegerichte – vielseitig und nie langweilig

Alle Getreidespeisen werden von Kindern (fast) immer sehr gerne gegessen. Ihre Besonderheit liegt in den vielfältigen Zubereitungsmöglichkeiten: Alle Getreidesorten können Sie als ganze Körner kochen und süß mit Milchprodukten und/oder frischem Obst servieren oder pikant mit knackig frischem Gemüse, vielen Kräutern und Gewürzen anrichten.
Gekochtes Getreide kann die Grundlage für einen Salat oder einen Auflauf sein. Sie können Klöße aus ihm herstellen, herzhafte Frikadellen braten, oder es gemahlen zu Pfannkuchen, Dampfnudeln und ähnlichem verarbeiten. Immer schmeckt es anders und nie langweilig.
Wenn Sie erst anfangen, mit Getreide zu kochen, beginnen Sie am besten mit Naturreis und Hirse. Beide Getreidearten sind leicht verdaulich und gehören zu den Lieblingssorten der meisten Kinder.

Risotto

Zutaten
2 EL Öl, 1 Zwiebel, 250 g Naturreis,
1/2 l Wasser, 1 Gemüsebrühwürfel
Nach Geschmack:
1 Knoblauchzehe, 2 TL Curry,
50 bis 100 g geriebener Käse,
gehackte Petersilie

Zubereitung
Die gewürfelte Zwiebel in dem Öl andünsten, den gewaschenen Reis hinzufügen und mit dem Wasser auffüllen.
Zum Kochen bringen, den Gemüsebrühwürfel dazugeben und anschließend alles auf kleiner Flamme etwa 40 bis 45 Minuten garen. (Eventuell kurz vor Ende der Kochzeit noch etwas Wasser nachgießen.)
Nach Geschmack mit der zerdrückten Knoblauchzehe und dem Curry würzen,

den geriebenen Käse unterrühren und das Gericht mit gehackter Petersilie bestreuen.

Aus einem Risotto lassen sich Reisküchlein (siehe Hirseküchlein) zubereiten; er eignet sich als Füllung für Gemüse oder aber auch als Beilage zu einem Rohkostteller oder zu gedünstetem Gemüse.

Hirsotto

Zutaten
2 EL Öl, 1 kleine Zwiebel, 250 g Hirse, 5/8 l Wasser, 1 Gemüsebrühwürfel
Nach Geschmack:
2 EL oder mehr gehackte Küchenkräuter

Zubereitung
Die feingeschnittene Zwiebel im Öl andünsten, die gewaschene Hirse dazugeben, mit der Gemüsebrühe auffüllen und alles zum Kochen bringen.
Anschließend die Masse auf kleiner Flamme etwa 20 Minuten ausquellen lassen. (Dabei, falls erforderlich, noch etwas Wasser nachgießen.) Mit den Küchenkräutern würzen.
Hirsotto eignet sich als Füllung für Gemüsesorten wie Kohl, Mangold, Paprika oder Tomaten.
Sie können es aber auch wie einen Risotto mit gedünstetem Gemüse vermischen oder es mit Eiern, Milch und Käse überbakken.

Ganz ausgezeichnet schmecken auch Hirseküchlein.

Risipisi

Ein Lieblingsgericht unserer Kinder ist Risipisi. Ich bereite es im Sommer mit den zarten jungen Erbsen zu, im Winter mit Erbsensprossen oder Mungobohnensprossen.

Zutaten
250 g Naturreis, 150 bis 200 g junge Erbsen oder 2 Tassen Erbsensprossen, 1/2 TL Koriander, 1/2 TL Kräutersalz, 1 Bund frischer Dill, 50 bis 100 g geriebener Käse

Zubereitung
Bereiten Sie den Reis wie einen Risotto zu, und kochen Sie in den letzten 5 Minuten die Erbsen (oder Erbsensprossen) mit. Diese sollten frisch und knackig bleiben.
Würzen Sie das Gericht mit dem Koriander und dem Kräutersalz, vermischen Sie es mit geriebenem Käse, und bestreuen Sie es mit dem feingehackten Dill.

Variationen
Statt der Erbsen können Sie auch Pilze oder Tomatenstücke mitdünsten oder das Gericht am Ende der Kochzeit mit 500 bis 750 g gedünstetem Gemüse der jeweiligen Jahreszeit mischen.
Roten Reis erhalten Sie, wenn Sie die Gemüsebrühe durch Tomatensaft ersetzen.

Hirseküchlein

Zutaten
*250 g Hirse, Pfeffer, Kräutersalz,
1 Knoblauchzehe, 2 EL Kerbel,
2 EL Dill, 1 bis 2 Eier,
2 bis 3 EL Vollkornbrösel*

Zubereitung
Die Hirse, wie bereits beschrieben, kochen und mit Kräutersalz, Pfeffer und der zerdrückten Knoblauchzehe pikant abschmecken. Den feingehackten Kerbel und Dill, die Eier und Vollkornbrösel dazugeben und alles miteinander verkneten.
Mit den Händen kleine Küchlein formen und diese entweder in der Pfanne in heißem Pflanzenfett oder auf dem Backblech von beiden Seiten goldgelb backen.
Wer mag, kann jedes Küchlein mit einer Scheibe Käse belegen und den Käse im Backofen schmelzen lassen.

Gekochtes Getreide

Auch aus Roggen, Weizen, Hafer und Gerste lassen sich schmackhafte Getreidegerichte zubereiten.
Diese Getreidekörner sollten allerdings wie Hülsenfrüchte über Nacht eingeweicht werden.
Am nächsten Tag werden dann 300 g Getreide mit 1/2 l Wasser aufgekocht und je nach Getreideart in 30 bis 60 Minuten weichgekocht. Ein salziges Gericht würzt man zum Beispiel mit einem Gemüsebrühwürfel, mit Kräutersalz, Thymian, Basilikum und frischen Kräutern, ein süßes mit Zimt, Fenchel und Honig.

Porridge mit ganzen Haferkörnern

Wenn Sie als Vorspeise einen großen Salatteller servieren und danach Porridge reichen, haben Sie ein vollwertiges Mittagessen auf den Tisch gebracht.
Mit einem Apfel oder anderem frischem Obst der Jahreszeit schmeckt Porridge auch zum Abendessen ausgezeichnet.

Zutaten
*400 g Sprießkornhafer (Nackthafer),
3/4 l Wasser, 1 TL Zimt,
1/4 TL Vanille, 50 g getrocknete Birnen, 100 g Haselnüsse,
Honig nach Geschmack, Milch,
Dickmilch oder Joghurt nach Geschmack*

Zubereitung
Da Sprießkornhafer sehr weich ist, verzichte ich auf ein Einweichen über Nacht.
Den Hafer waschen, mit dem Wasser, dem Zimt und der Vanille aufkochen und etwa 20 Minuten auf kleiner Flamme kochen.
Die kleingeschnittenen getrockneten Birnen hinzufügen und weitere 15 Minuten kochen lassen. (Aufpassen, daß der Hafer nicht anbrennt!)
Falls erforderlich noch mit etwas Honig süßen und anschließend mit den gemahlenen Haselnüssen vermengen.
Bei Tisch füllt sich jeder seine Porridge-Portion auf einen Suppenteller und übergießt den Brei mit Milch, Dickmilch oder Joghurt.
Dazu gibt es für jeden einen Apfel.

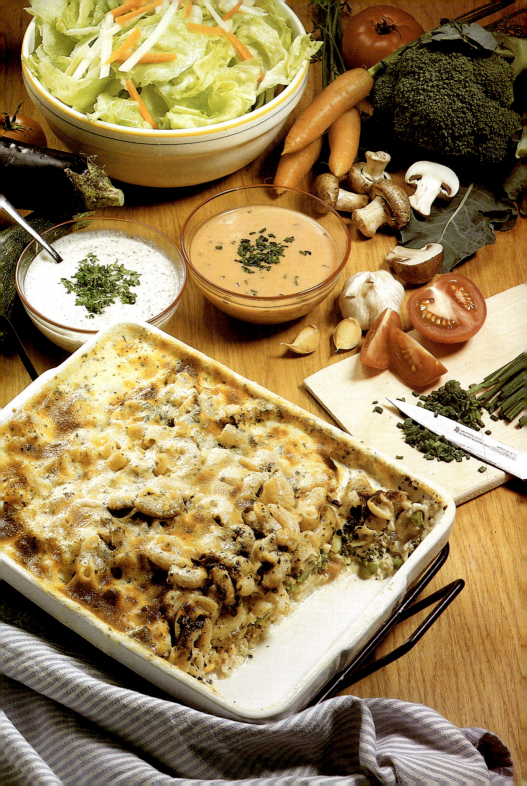

Farbtafel 3:
Nudelauflauf, Gemüserohkost mit Nußdip und rotem Dip für das Mittagessen
(Rezepte Seite 37, 38, 39 und 50)

Dampfnudeln

In Süddeutschland werden Dampfnudeln meistens mit Kompott serviert. Da wir ja auf gezuckertes und gedünstetes Obst verzichten wollen, serviere ich süße Dampfnudeln mit einer Fruchtsoße aus pürierten Beeren, Pfirsichen, Aprikosen oder mit eingeweichtem Trockenobst.
Die salzige Variante schmeckt zum Beispiel gut zu gedünstetem Spinat, Mangold oder zu einer Chinakohl-Sahne-Soße.

Zutaten
*500 g Weizen, 4 EL Öl, 1 Ei,
200 g Milch, 30 g Hefe, 50 g gehackte Mandeln, 1/8 l Milch*
Für die süße Variante:
2 EL Honig, 1/2 TL Zimt
Für die salzige Variante:
1 TL Salz

Zubereitung
Den Weizen fein mahlen.
Die Hefe in der lauwarmen Milch auflösen und zusammen mit dem Öl, dem Ei und den gehackten Mandeln zum Weizen geben. Je nachdem, ob die Dampfnudeln süß oder salzig angerichtet werden sollen, den Honig und den Zimt oder das Salz hinzufügen.
Alle Zutaten zu einem elastischen Teig verkneten und zugedeckt an einem warmen Ort etwa 45 bis 60 Minuten gehen lassen, bis sich der Teig verdoppelt hat.
Eine Auflaufform (mit Deckel) einfetten, aus dem Teig 16 Klöße formen, nebeneinander in die Form setzen und noch einmal 10 Minuten gehen lassen.
In der Zwischenzeit den Backofen auf 200°C vorheizen und 1/8 l Milch leicht erwärmen.
Anschließend die Milch über die gegangenen Dampfnudeln gießen und den Deckel auf die Auflaufform setzen.
Auf die unterste Leiste in den heißen Backofen schieben und bei 200°C etwa 40 Minuten backen.
Am Ende der Backzeit sollte die Milch aufgesogen und die Dampfnudeln leicht braun sein.

Rohe Fruchtsoße

Zutaten
*500 g Kirschen, 1 TL Zitronensaft,
1 TL Delifrut oder Zimt,
2 bis 3 EL Honig nach Geschmack*

Zubereitung
Die Kirschen waschen, entkernen, im Mixer pürieren und mit dem Honig, dem Zitronensaft und dem Delifrut abschmecken.

Eine rohe Fruchtsoße läßt sich auch aus Erdbeeren, roten und schwarzen Johannisbeeren, Himbeeren, Aprikosen und Pfirsichen herstellen.
Sie schmeckt zu allen süßen Getreidespeisen.

Vollkornpfannkuchen

Welches Kind mag nicht für sein Leben gern Pfannkuchen? Bei diesem Rezept aus vollwertigen Zutaten darf es getrost soviel essen, wie es mag. (Zum Bedauern der Kinder sind sie meist viel zu schnell satt.)

Zutaten

*250 g Weizen (oder Weizen, Gerste, Hafer und Hirse gemischt),
1/2 l Milch, 4 Eier, 1 EL Honig,
1 TL Zimt, 1 EL Rosinen*

Zubereitung

Das Getreide fein mahlen und mit dem Eigelb und der Milch verrühren. So etwa eine halbe Stunde quellen lassen.
Anschließend den Zimt, den Honig und die Rosinen in den Teig rühren und das steif geschlagene Eiweiß unterheben.
Etwas Fett in der Pfanne zerlassen und nacheinander die Pfannkuchen backen.
Zum Pfannkuchen können Sie eine rohe Fruchtsoße (siehe Seite 49) servieren, oder die Pfannkuchen mit süßem Quark (siehe Seite 44) bestreichen. Sehr gut schmeckt es auch, wenn Sie Apfelstücke, entsteinte Kirschen, halbierte Zwetschgen oder die ersten zarten Rhabarberstückchen mitbacken. Ich verzichte dann allerdings auf das Wenden der Pfannkuchen und backe sie auf kleiner Flamme mit geschlossenem Deckel so lange, bis sie auf der Oberseite goldgelb sind.
Wer mag, kann den Pfannkuchen auch in einer Form statt in einer Pfanne backen. Dazu gibt man das Obst in eine gefettete Pieform, gießt den Pfannkuchenteig darüber und bäckt den Teig bei 180°C etwa 45 bis 50 Minuten.

Aufläufe – die Überraschung am Mittagstisch

Die Zutaten von Aufläufen lassen sich beliebig variieren; ob süß oder salzig – in einen Auflauf gehören stets Kartoffeln, Nudeln oder Getreide mit einer Schicht gedünstetem Gemüse oder Obst. Versteckt wird alles unter einer Haube aus Eischnee, Eimilch oder Käse. Und – was das Wichtigste für viel beschäftigte Mütter und Väter ist, ein Auflauf läßt sich prima vorbereiten.

Nudelauflauf *(Farbtafel 3)*

Zutaten

*500 g Vollkornnudeln,
500 g kleingeschnittenes und kurz angedünstetes Gemüse je nach Jahreszeit, 250 g saure Sahne oder Joghurt, 2 Eier, 100 g geriebener Emmentaler, gehackte Petersilie, Pfeffer, Kräutersalz, Muskat, Oregano*

Zubereitung

Die Nudeln – wie bereits beschrieben – zubereiten und in reichlich Salzwasser garen.
Die Hälfte der Nudeln in eine gefettete Auflaufform geben.
50 g geriebenen Käse und das kleingeschnittene, kurz angedünstete Gemüse darauf verteilen. (Es eignen sich Zucchini, Auberginen, Tomaten, Lauch, Brokkoli, Weißkohl, eine Mischung aus Möhren, Lauch und Sellerie sowie Pilze.)
Die andere Hälfte der Nudeln dazugeben und mit dem restlichen Käse bestreuen.
Die Sahne mit den Eiern verquirlen und mit Petersilie, Pfeffer, Kräutersalz, Muskat und Oregano würzen.
Die Nudeln gleichmäßig damit übergießen.
Den Auflauf auf die mittlere Leiste in den kalten Backofen schieben und bei 220°C etwa 30 Minuten überbacken. Mit reichlich gehackter Petersilie bestreuen.

Kartoffel-Apfel-Auflauf

Kinder mögen im allgemeinen den milden Geschmack dieses Auflaufes sehr gerne.

Zutaten
750 bis 1000 g Kartoffeln, Kräutersalz, frisch gemahlener Pfeffer, Muskat, 4 mittelgroße Äpfel, 1/4 l Milch (Sahne oder Joghurt), 2 Eier, 1 EL Paprikapulver, 100 g geriebener Käse

Zubereitung
Die Kartoffeln mit der Schale weich kochen, pellen und in Scheiben schneiden.
Die Äpfel waschen, eventuell schälen, vom Kerngehäuse befreien und in Spalten schneiden.
Zusammen mit den Kartoffelscheiben in eine gefettete Auflaufform schichten und mit Kräutersalz, Pfeffer und Muskat würzen.
Die Milch mit den beiden Eiern verquirlen und mit dem Paprikapulver würzen.
Über den Auflauf gießen, mit dem Käse bestreuen und im Backofen bei 220°C etwa 30 bis 35 Minuten überbacken.

Variationen
Der Auflauf schmeckt Kindern auch sehr gut mit Orangenwürfeln. Selbstverständlich können Sie aber auch die Äpfel durch etwa 500 g gedünstetes Gemüse (Lauch, Paprika, Pilze, Tomaten usw.) ersetzen.

Quark-Hirse-Auflauf

Zutaten
250 g Hirse, 1/2 l Wasser, 2 Eigelbe, 3 bis 4 EL Honig, 50 g ungeschwefelte Rosinen, 500 g Quark, etwas Milch zum Glattrühren, etwas abgeriebene Schale einer unbehandelten Zitrone, Saft einer halben Zitrone, 50 bis 100 g gemahlene Haselnüsse, 2 Eiweiß

Zubereitung
Die Hirse waschen, mit dem Wasser zum Kochen bringen und etwa 20 Minuten auf kleiner Flamme ausquellen lassen. (Aufpassen, daß die Hirse nicht anbrennt; eventuell noch etwas Wasser nachgießen.)
In der Zwischenzeit die Eigelbe mit dem Honig schaumig rühren, den Quark, die Rosinen, den Zitronensaft und die Zitronenschale hinzufügen und alles mit etwas Milch glattrühren.
Die Quarkmasse mit der gekochten Hirse und den gemahlenen Haselnüssen mischen.
Das Eiweiß sehr steif schlagen und unterziehen.
Die Masse in eine gefettete Auflaufform geben, glattstreichen und auf der mittleren Leiste im Backofen bei 200°C etwa 30 Minuten backen.
Dazu gibt es frisches Obst der Jahreszeit.

Gesunde und schmackhafte Kartoffelgerichte

Eines unserer wertvollsten Lebensmittel ist die Kartoffel. Sie ist deshalb aus der Kinderernährung kaum noch wegzudenken.
Kartoffeln enthalten wenig, aber hochwertiges Eiweiß und kaum Fett, dafür aber einen einzigartigen Reichtum an Mineralstoffen (Kalium, Kalzium, Magnesium, Mangan, Eisen, Kupfer, Phosphor und Schwefel) sowie Vitamine (besonders Vitamin C). Der hohe Kaliumgehalt ist wichtig für viele chemische Reaktionen des menschlichen Körpers, der hohe Magnesiumgehalt unterstützt die Stoffwechselvorgänge.
Damit die Vitamine und Mineralstoffe möglichst vollständig erhalten bleiben, sollten Sie, wann immer es geht, Kartoffeln als Pellkartoffeln servieren. Bei allen anderen Zubereitungsarten gehen wertvolle Inhaltsstoffe verloren.
Junge Kartoffeln – gründlich gebürstet – mögen auch Kinder mit Schale essen, wenn sie sich an den Geschmack gewöhnt haben. Eingelagerte Kartoffeln werden je nach Gericht kurz vor dem Essen oder bei Tisch gepellt.

Pellkartoffeln

Zutaten
750 g Kartoffeln, 1 TL Kümmel, Wasser zum Kochen

Zubereitung
Kartoffeln waschen, bürsten und mit dem Kümmelwasser aufsetzen. Lassen Sie die Kartoffeln nicht zu weich werden, meist sind diese ab dem Zeitpunkt, wenn das Wasser kocht, in 15 Minuten gar.
Anschließend werden die Kartoffeln gepellt und je nach Gericht weiterverarbeitet.
Pellkartoffeln schmecken köstlich zu einem pikant abgeschmeckten Quark, einer kalten Kräutersoße, hartgekochten Eiern, einer Béchamelsoße (Seite 42) oder zu gedünstetem Gemüse. Sie sind die Grundlage für einen Salat oder eine Suppe, lassen sich zu einem Gemüse-Kartoffel-Auflauf verarbeiten oder auch allein mit Käse, Eiern und Milch überbacken.
Rohe, geriebene Kartoffeln ergeben leckere Kartoffelpuffer, in Alufolie gewickelt und im Feuer gegart, sind sie eine beliebte Zutat bei einem Picknick. Und . . . es fallen sicherlich auch Ihnen noch eine Fülle von Kartoffelrezepten ein.

Blechkartoffeln

Zutaten
1 kg Kartoffeln, Öl, Kümmel
Nach Geschmack:
provenzalische Kräuter oder Sesam oder 100 bis 200 g Schnittkäse (sehr gut eignet sich Raclette-Käse)

Zubereitung
Die Kartoffeln waschen, nicht schälen. Dann halbieren und mit der Schnittfläche nach unten auf ein gut geöltes Backblech legen.
Mit dem Kümmel bestreuen und im Backofen auf der mittleren Leiste je nach Größe 30 bis 45 Minuten bei 200°C backen.

Variationen

Die Kartoffeln mit provenzalischen Kräutern oder Sesam bestreuen oder die Kartoffeln nach der Hälfte der Garzeit mit Raclette-Käsescheiben bedecken.
Dies ist natürlich besonders im Sommer ein schnelles, preiswertes und köstlich schmeckendes Gericht.
Servieren Sie dazu möglichst viel knackigen, frischen Salat.
Kinder mögen auch ein selbstgemachtes Tomatenketchup (Seite 82).

Kartoffelpüree

Zutaten

750 bis 1000 g Kartoffeln,
3/8 bis 1/2 l Milch, 2 EL Butter,
1 TL Kräutersalz, etwas Muskat

Zubereitung

Die Kartoffeln mit der Schale kochen und pellen, solange sie noch heiß sind.
Die Milch mit der Butter und den Gewürzen erhitzen, nicht kochen.
Die Kartoffeln durch die Presse drücken und in die heiße Milch rühren.
Den Brei schlagen, bis er schaumig ist.
Wenn nötig, noch einmal nachwürzen und sofort servieren.
Kartoffelpüree wird auch schon von kleinen Kindern sehr gerne gegessen.
Sie können es vielfältig abwandeln:
Mischen Sie zum Beispiel 2 EL Käse oder gehackte Küchenkräuter oder eine sehr feingeschnittene Zwiebel oder einen Möhrenbrei oder Erbsenmus (weichgekochte Hülsenfrüchte) unter.

Grüner Kartoffelsalat

Zutaten

1 kg Kartoffeln, 1/8 l Gemüsebrühe,
1/8 l Obstessig, 1 Zwiebel,
1–2 Knoblauchzehen, Salz,
frisch gemahlener Pfeffer,
1 Bund Dill, 1 Bund Petersilie,
5 Blätter frischer Salbei,
1 Zweig Zitronenmelisse,
1 Salatgurke, 1 Becher saure Sahne oder Joghurt

Zubereitung

Die Kartoffeln waschen, kochen, pellen und in Scheiben schneiden.
Die Brühe mit dem Obstessig, mit Salz, Pfeffer, der gewürfelten Zwiebel und dem kleingehackten Knoblauch aufkochen und über die Kartoffeln gießen.
Ab und zu vorsichtig wenden, bis der Sud von den Kartoffeln aufgesogen ist.
Die Kräuter hacken, die Salatgurke würfeln und beides unter den Kartoffelsalat mischen.
Entweder den Joghurt oder die saure Sahne unterziehen. Man kann das eine oder das andere auch bei Tisch extra dazu reichen.

Grüner Kartoffelsalat schmeckt gut bei einem Picknick, aber auch als Abendessen oder als Pausenfrühstück.

Schmackhafte Nachspeisen und gesunde Naschereien für kleine Leckermäulchen

Es gibt wohl kaum ein Kind, für das der Nachtisch nicht der schönste Teil der ganzen Mahlzeit ist. Durch das Dessert wird die Lust des Kindes auf etwas Besonderes und Süßes befriedigt. Aber auch vom ernährungsphysiologischen Standpunkt aus betrachtet, hat der Nachtisch eine wichtige Funktion, denn durch ihn wird ein Essen erst richtig abgerundet.

Berücksichtigen Sie diese zwei Dinge bei der Zubereitung einer Nachspeise.

Sowohl gut aber auch gesund und einfach in der Vorbereitung ist immer ein Nachtisch aus frischen Früchten. Sie können einen Obstteller mit ganzen Früchten servieren, mit zerkleinerten Früchten oder verschiedene Obstarten zu einem Obstsalat mischen.

Gern gegessen wird Obst auch immer in Verbindung mit Milch, Joghurt, Kefir oder Quark. Bestand das Hauptgericht aus einem großen Rohkostteller oder einer Suppe, so kann auch ein süßes Getreidegericht oder ein leichter Pudding die Mahlzeit beenden.

Für besondere Gelegenheiten oder als Nascherei zwischendurch bietet sich selbstgemachtes Eis in seinen vielen Variationen an.

Meist möchten die Kinder in der Zeit zwischen Mittag- und Abendessen eine Kleinigkeit naschen oder knabbern. Seien Sie für solche Fälle vorbereitet. Milchmixgetränke oder zum Beispiel Joghurt mit Früchten sind ideale Zwischenmahlzeiten. Zum Naschen oder Knabbern eignen sich geröstete Sojabohnen, Nüsse, Sonnenblumenkerne oder Granola sowie Kekse oder Plätzchen aus Vollkornmehl mit Honig oder Trockenfrüchten.

Gegen Ende des Kapitels möchte ich Ihnen noch einige Vorschläge machen, wie Sie dem Nikolaus, dem Weihnachtsmann oder dem Osterhasen bei der Arbeit helfen können. Auf diese Weise brauchen Sie kein Geld für die süße Industrieware, die mit viel Zucker und chemischen Zusätzen hergestellt wird, auszugeben.

Obstkaltschale

Zutaten

500 g Kirschen, Birnen, Äpfel oder Beeren ganz nach Geschmack, 1 l Wasser, 1 TL Zimt, abgeriebene Schale einer unbehandelten Zitrone, Honig nach Geschmack, Saft von einer Zitrone, 200 g Weizenflocken

Zubereitung

Das Obst waschen und zerkleinern und mit dem Wasser, dem Zimt und der Zitronenschale auf kleiner Flamme weich kochen. Anschließend durch ein Sieb streichen und mit dem Honig und dem Zitronensaft mischen.

Vor dem Servieren die Weizenflocken portionsweise in einen Suppenteller geben und dann die Flüssigkeit eingießen.

Wer mag, kann die Kaltschale auch mit 1 bis 3 EL Reismehl andicken und warm servieren.

Rauhreifäpfel

Zutaten
*4 mittelgroße Äpfel,
etwas Zitronensaft, 1/4 l süße Sahne,
1/4 TL Vanille, 2 TL Honig,
4 Walnüsse*

Zubereitung
Die Äpfel mit der Schale grob reiben und mit Zitronensaft beträufeln, damit sie nicht braun werden.
Die Sahne steif schlagen und mit dem Honig und der Vanille würzen. Unter die Äpfel ziehen, in Portionsgläser füllen und mit den gehackten Walnüssen bestreuen.

Bananenschnee

Zutaten
*2 bis 4 Bananen je nach Größe,
1/4 l Sahne, 1 Eiweiß
(geht auch ohne)*
Wenn vorhanden:
etwas Sauerkirschensaft oder roter Trauben- oder Holunderbeersaft

Zubereitung
Die gut ausgereiften Bananen mit der Gabel zerdrücken und schaumig schlagen. Die Sahne (und eventuell das Eiweiß) steif schlagen und vorsichtig unterziehen.
Wenn vorhanden, etwas roten Obstsaft in Portionsgläser füllen und den Bananenschnee darauf geben.

Rote Grütze

Rote Grütze kann auch im Sommer ein erfrischendes Hauptgericht sein.

Zutaten
*500 g rote Johannisbeeren,
100 g schwarze Johannisbeeren,
250 g Himbeeren oder Erdbeeren,
500 g Sauerkirschen, etwas Wasser,
etwa 100 bis 150 g Honig,
70 bis 100 g Weizenvollkorngrieß*

Zubereitung
Das Obst waschen, die Johannisbeeren von den Stielen befreien und die Sauerkirschen entkernen.
Die roten und schwarzen Johannisbeeren zusammen mit 350 g Sauerkirschen und etwas Wasser aufkochen und 5 bis 10 Minuten auf kleiner Flamme kochen lassen. Anschließend durch ein Sieb streichen und das Fruchtmark mit Wasser zu 1 1/2 l Flüssigkeit auffüllen.
Noch einmal aufkochen, den Vollkorngrieß unterrühren und auf kleiner Flamme etwa 10 Minuten ausquellen lassen.
Den Honig unterrühren und die restlichen Kirschen und die Himbeeren unterziehen.
Die rote Grütze in eine Glasschüssel füllen und gut gekühlt mit Milch, Sahne oder Vanillesoße servieren.

Wackelpeter

Dies ist ein Nachtisch aus meiner Kinderzeit (früher wurde allerdings noch gefärbtes Pulver angerührt), den meine Kinder und ihre Freunde genauso begeistert essen wie ich damals.

Dabei wird der Saft mit Hilfe des Agar-Agars eingedickt. Agar-Agar ist eine Meeresalge, die es in gemahlener Form im Reformhaus zu kaufen gibt.

Zutaten
*1/2 l Apfelsaft, 1/2 l Kirschsaft,
1/2 TL Vanille, 2 EL Honig,
2 TL Agar-Agar*

Zubereitung
Den Apfelsaft mit 1/4 Teelöffel Vanille, 1 Eßlöffel Honig und 1 Teelöffel Agar-Agar verrühren, langsam erhitzen, aber nicht kochen.
In hohe Sektgläser füllen und erkalten lassen.
Mit dem Kirschsaft ebenso verfahren.
Der Saft wird steif, wenn er kalt geworden ist.
Wackelpeter wird mit Vanillesoße (siehe Seite 77) serviert.
Sehr schön sieht es natürlich aus, wenn Sie, zum Beispiel bei einem Kindergeburtstag, verschiedene farbige Obstsäfte auf diese Weise eindicken und auf einem Buffet zusammenstellen. Jedes Kind kann sich dann seine Lieblingsfarbe auswählen.

Verfeinert werden kann dieser Nachtisch, wenn zum Beispiel vor dem Einfüllen des angedickten Saftes kleine Obststücke in die Gläser gegeben werden. Es eignen sich sehr gut Erdbeeren in Verbindung mit roten Säften, Kiwischeiben oder halbierte Weintrauben in Verbindung mit Apfelsaft usw.

Quarkspeise

Zutaten
*250 g Quark, 2 bis 4 EL Milch,
1 bis 2 EL Honig,
1 TL Zimt oder Delifrut,
abgeriebene Schale einer halben
unbehandelten Zitrone*

Zubereitung
Den Quark mit der Milch cremig rühren (geht sehr gut mit dem Zauberstab des Handrührgerätes), den Honig, den Zimt und die abgeriebene Zitronenschale unterrühren.
Nach Geschmack die Quarkspeise mit Nüssen, Sonnenblumenkernen, Rosinen und Trockenfrüchten garnieren.
Eine Arbeit, die mit wahrer Begeisterung auch schon von sehr kleinen Kindern ausgeführt wird.

Variationen
Unter den Quark können frische Früchte (ganz, zerkleinert oder püriert) und auch Obstsäfte gemischt werden. Im letzteren Fall läßt man dann die Milch weg.
Anstelle des Honigs können auch Datteln, Feigen oder Rosinen zum Süßen verwendet werden. Auch gemahlene Nüsse verfeinern den Geschmack.

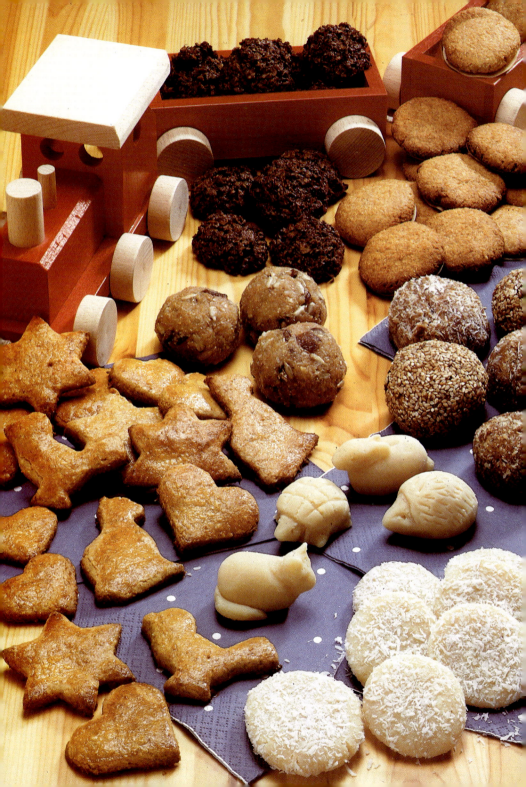

Farbtafel 4:
Eine Fuhre süßer Sachen: Schokoflocken, Früchtekugeln, Ausstecherle, Goffios, Marzipanfiguren und -taler (Rezepte ab Seite 60)

Obstsalat

Zutaten
500 bis 800 g Obst der jeweiligen Jahreszeit, 50 g gehackte Nüsse, 200 g süße Sahne

Zubereitung
Je nach Jahreszeit und Geschmack eine Obstmischung zusammenstellen. Das können im Sommer verschiedene Beerensorten, Kirschen, Aprikosen, Pfirsiche und Honigmelonenstücke sein, im Winter Äpfel, Birnen, Orangen, Trockenfrüchte wie Datteln und Feigen.
Das Obst zerkleinern, mit den gehackten Nüssen vermischen und etwa 1 Stunde in den Kühlschrank stellen.
Vor dem Servieren die Sahne steif schlagen und entweder gesondert dazu reichen oder vorsichtig unter das Obst ziehen.

Fruchtjoghurt   (Farbtafel 2)

Zutaten
pro Person
1 Becher Naturjoghurt, 1 TL Honig, 2 EL Hirseflocken, 100 g Obst nach der jeweiligen Jahreszeit
Zum Bestreuen:
gehackte Haselnüsse oder Sonnenblumenkerne

Zubereitung
Den Joghurt mit dem Honig verrühren. Die Getreideflocken und das zerkleinerte Obst unterheben und die Masse mit den gehackten Haselnüssen bestreuen.
Gleich servieren!

Hirsecreme

Zutaten
150 g Hirse, 1/4 l Milch
(oder halb Wasser, halb Milch),
Saft von 1 bis 2 Orangen, 1 EL Honig,
5 EL Sahne

Zubereitung
Die Hirse waschen, mit der Milch aufkochen und etwa 20 Minuten auf kleiner Flamme ausquellen lassen.
Den Honig, die Sahne und den ausgepreßten Orangensaft unterrühren, noch einmal 5 Minuten quellen lassen (nicht auf dem Herd) und warm oder kalt servieren.
Wer mag, kann die Hirsecreme noch mit frischem Obst garnieren.

Schokoladenflammeri

Als es noch keine Schokoladen-Puddingpulver gab, kochten unsere Großmütter auf die folgende Art einen Schokoladenpudding für die Kinder.

Zutaten
1/2 l Milch, 2 EL Kakao oder Carob (gemahlenes Johannisbrot), etwas Wasser, 4 TL Honig, 50 g Weizen, 50 g Haselnüsse

Zubereitung
Den Kakao oder Carob in etwas Wasser glattrühren.
Die Milch zum Kochen bringen und den Kakao sowie den Honig hineinrühren.
Den Weizen fein mahlen, unter ständigem Rühren in die Milch einstreuen und etwa 2 Minuten kochen lassen.

Danach die gemahlenen Haselnüsse unterziehen.
Die Masse in eine mit kaltem Wasser ausgespülte Puddingform füllen und erkalten lassen.
Bei besonderen Gelegenheiten kann der Schokoladenflammeri auch mit einigen Sahnetupfern und ganzen Haselnüssen garniert werden.

Eisspezialitäten

Alle Kinder essen sehr, sehr gerne Eis. Und warum sollen wir ihnen diese kalte Köstlichkeit vorenthalten, wenn wir doch auf einfache Weise und im Handumdrehen mit ihnen zusammen schmackhafte hausgemachte Eisspezialitäten aus frischer Sahne, Joghurt, Honig, frischen Früchten, Nüssen usw. herstellen können. Haben die Kinder erst einmal das selbstgemachte Eis schätzengelernt, wird es ihnen bestimmt nicht schwer fallen, auf das industriell hergestellte Eis, das in der Regel aus H-Milch oder Milchpulver, Zucker, Bindemitteln und künstlichen Aromastoffen besteht, zu verzichten.

Eis ist ein beliebter Nachtisch, es schmeckt aber auch gut zusammen mit Waffeln zum Kaffee und wird zu jeder Tageszeit gern gegessen. Ich habe stets einen kleinen Vorrat in der Tiefkühltruhe. Wenn es ganz schnell gehen soll, fülle ich in Formen für Eis am Stiel, die man im Handel in allen Größen kaufen kann, Fruchtsaft oder pürierte Früchte. Auf diese Weise haben Sie stets Eis zur Hand und sparen das Geld für die teuren gezuckerten Fertigprodukte.

Vanille-Eis

Zutaten
1/4 l süße Sahne,
1 Ei (geht auch ohne),
2 EL Honig, 1/2 Vanillestange

Zubereitung
Den Honig mit dem Eigelb verquirlen.
Die Vanillestange aufschneiden, mit einem spitzen Messer das Mark herauskratzen und unter die »Honig-Ei-Masse« rühren.
Die Sahne und das Eiweiß sehr steif schlagen und vorsichtig unterheben.
Die Masse entweder in mit kaltem Wasser ausgespülte Portionsförmchen, eine Schüssel oder Kastenform füllen. Je nachdem wie fest das Eis werden soll, für 1/2 bis 3 Stunden in die Tiefkühltruhe stellen. Anschließend die Formen herausnehmen, kurz in heißes Wasser stellen und stürzen. Eis in Kastenformen kann sehr gut in Scheiben geschnitten werden, wenn man das Messer vor dem Schneiden stets in heißes Wasser taucht.
Wer will, kann sich auch im Handel spezielle Eiskugellöffel kaufen.

Zum Vanille-Eis schmecken köstlich frische Früchte oder eine heiße Schokoladensoße.

Nußeis

Das Eis wird, wie schon beschrieben, zubereitet. Statt der Vanille 70 bis 100 g gemahlene Haselnüsse oder gehackte Walnüsse sowie 1 Teelöffel Zimt unter die Masse heben.

Schokoladeneis

Statt der Vanille 3 Eßlöffel Carob 8 (bei Verwendung von Kakao 2 Eßlöffel Kakao) und 1 zusätzlichen Eßlöffel Honig unterrühren.

Fruchteis

250 g pürierte Erdbeeren oder andere Beeren, Aprikosen oder Pfirsiche unterheben.

Orangensorbet

Zutaten
1/4 l Sahne, 2 EL Honig,
Saft von einer halben Zitrone,
Saft von 2 bis 3 Orangen,
Schale von einer unbehandelten
Orange oder Zitrone

Zubereitung
Den Honig mit dem Zitronen- und Orangensaft sowie der abgeriebenen Orangen- und Zitronenschale vermischen.
Die Sahne sehr steif schlagen und vorsichtig unterheben.
In Portionsförmchen oder ausgehöhlte Orangen füllen und tiefgefrieren. Vor dem Servieren leicht mit Carob oder Kakao bestäuben.

Joghurteis »Fürst Pückler Art«

Zutaten
200 g Sahne, 2 Becher Joghurt,
2 Eier, 80 g Honig,
1/2 bis 1 Vanillestange
Zum Färben:
2 EL Erdbeer- oder Himbeermus,
1 gestr. EL Carob oder Kakao

Zubereitung
Die Eigelbe mit dem Honig schaumig rühren.
Mit dem Joghurt und dem ausgekratzten Vanillemark vermischen.
Die Sahne und das Eiweiß sehr steif schlagen und vorsichtig unterziehen.
1/3 der Masse in eine mit kaltem Wasser ausgespülte Kastenform füllen und etwa 15 Minuten im Tiefkühlfach anfrieren lassen.
Unter das 2. Drittel das Erdbeermus rühren, auf die angefrorene Vanillemasse geben, glattstreichen und ebenfalls kurz anfrieren lassen.
Zum Schluß unter das letzte Drittel Carob oder Kakao rühren, auf das angefrorene Erdbeereis geben, glattstreichen und im Tiefkühlfach 1/2 bis 3 Stunden gefrieren lassen.
Zum Servieren dicke Scheiben abschneiden und diese eventuell mit einigen ganzen Erdbeeren oder Himbeeren garnieren.

Schokomakronenschnitten

Zutaten
100 g Butter, 120 g Honig, 2 Eier,
150 g Weizen, 100 g Hafer,
2 TL Weinstein-Backpulver,
abgeriebene Schale einer halben
unbehandelten Zitrone,
1 EL Carob oder Kakao,
etwa 50 g Milch
(je nach Beschaffenheit des Teiges)
3 Eiweiß, 50 g dünnflüssigen Honig,
100 g Haselnüsse

Zubereitung
Die Butter mit dem Honig und den Eiern schaumig rühren.
Den Hafer und den Weizen fein mahlen und unter die Masse heben.
Das Backpulver, den Kakao und die abgeriebene Zitronenschale hinzufügen und den Teig etwa 10 Minuten quellen lassen (Hafer nimmt nämlich die Flüssigkeit langsamer auf). Wenn der Teig zu fest ist, die Milch zugeben.
Anschließend ein Backblech gründlich einfetten, den Teig darauf verteilen und glattstreichen.
Das Eiweiß sehr steif schlagen und unter die gemahlenen Haselnüsse und den Honig ziehen.
Die Masse dünn auf den Schokoteig streichen.
Danach das Backblech auf die mittlere Leiste in den kalten Backofen schieben und den Teig bei 200°C etwa 25 bis 30 Minuten backen.
Den Kuchen in Rechtecke der gewünschten Größe schneiden und auf einem Kuchengitter auskühlen lassen.

Löffelbiskuit mit Hirse

Diese Kekse dürfen auch schon die ganz Kleinen essen!

Zutaten
2 Eier, 1 bis 2 EL Honig,
2 EL Wasser, 1/4 TL Vanille,
200 g Hirse (oder Weizen)

Zubereitung
Den Backofen auf 180°C vorheizen.
Die Eigelbe mit dem Honig und dem Wasser schaumig rühren und mit der Vanille würzen.
Die Hirse fein mahlen und mit der Masse verrühren.
Das Eiweiß sehr steif schlagen und vorsichtig unterheben.
Die Masse in einen Spritzbeutel mit großer Tülle füllen und »löffelartige« Teigstränge auf ein gut gefettetes Backblech spritzen.
Das Blech auf die mittlere Leiste in den vorgeheizten Backofen schieben und den Teig bei 180°C etwa 10 bis 15 Minuten backen.

Schokoflocken (Farbtafel 4)

Zutaten
250 g Haferflocken (Großblatt),
120 g Honig, 1 Ei,
3 gestr. EL Carob oder Kakao,
100 g Butter oder Margarine,
Saft einer halben Zitrone

Zubereitung
Die Haferflocken in einer trockenen Pfanne rösten, bis sie hellbraun sind und anfangen zu duften.

Nach dem Rösten in eine Schüssel geben und zusammen mit dem Honig, dem Ei, der Butter, dem Carob sowie dem Zitronensaft zu einem weichen Teig verkneten.
Mit Hilfe von 2 Teelöffeln etwa 25 kleine Häufchen der Masse auf ein gefettetes Backblech setzen.
Das Blech auf die mittlere Leiste in den kalten Backofen schieben und den Teig bei 180°C etwa 25 bis 30 Minuten backen. Vorsichtig vom Blechboden lösen und auf einem Kuchengitter auskühlen lassen.

Kokostaler

Zutaten
150 g Honig, 200 g Kokosflocken, 1 TL Zimt, Saft und Schale einer halben unbehandelten Zitrone, 1 Ei, 50 g Butter, 150 g Dinkel (oder Weizen), 30 bis 35 Backoblaten mit einem Durchmesser von 5 cm

Zubereitung
Den Honig und die Kokosflocken zusammen mit dem Zimt, der Zitronenschale, dem Zitronensaft, dem Ei, der Butter und dem frisch gemahlenen Dinkel zu einem weichen Teig verkneten.
Diesen etwa eine halbe Stunde im Kühlschrank stehenlassen.
Anschließend aus dem Teig 30 bis 35 Kugeln formen, jede mit der Handfläche zusammendrücken und auf die Backoblaten geben.
Die Kokostaler auf ein Backblech setzen und auf der mittleren Leiste bei 200°C etwa 20 bis 25 Minuten backen.

Marzipan

Als leckere Nascherei für besondere Gelegenheiten stellen wir selbst ein Honigmarzipan her. Im Originalrezept wird es mit Rosenwasser aromatisiert, das man in Apotheken kaufen kann.

Zutaten
200 g Mandeln, 100 g Honig, 2 bis 4 EL Rosenwasser

Zubereitung
Die Mandeln mit kochendem Wasser überbrühen, 10 Minuten ziehen lassen, danach die Haut abziehen und dann die Mandeln gut ausgebreitet etwa 12 Stunden trocknen lassen. (Wenn Sie ungeschälte Mandeln verwenden, wird Ihr Marzipan dunkler.)
Anschließend die Mandeln so fein wie möglich mahlen und mit dem Honig und dem Rosenwasser verkneten.
In einem gut verschlossenen Glas mit Schraubverschluß hält sich Honigmarzipan im Kühlschrank sehr lange. Es wird dabei mit der Zeit auch fester.

Mit Honigmarzipan können Sie Kuchen oder Plätzchen füllen oder aber für Ihre Kinder gesunde Naschereien herstellen.

Marzipankartoffeln oder Marzipaneier

Das Marzipan zu Kugeln oder Eier formen, diese in Carob oder Kakao wälzen und gut antrocknen lassen.

Marzipanfiguren *(Farbtafel 4)*

Für die Geburtstagsfeier der Kinder werden für jeden Gast aus dem selbstgemachten Honigmarzipan kleine Tierfiguren geformt. (Zu Ostern kann man kleine Osterhasen herstellen.)

Marzipantaler *(Farbtafel 4)*

Die Marzipanmasse zu Kugeln formen, diese mit dem Handballen flach drücken und in Kokosraspeln wälzen.

Marzipanbrote

Die Marzipanmasse zu »Broten« gewünschter Größe formen und mit einer Schokoladenglasur überziehen.

Schokoladenglasur

Zutaten
2 EL Butter, 1 bis 2 TL Honig, 1/4 TL Vanille, 2 EL Carob oder Kakao

Zubereitung
Die Butter erhitzen, mit dem Honig, der Vanille und dem Carob verrühren.
Die Marzipanbrote auf ein Kuchengitter legen und mit Hilfe eines Backpinsels mit der Glasur bestreichen.
Gut trocknen lassen.

Goffios *(Farbtafel 4)*

Goffios, auch Indianerknödel genannt, sollen schon in ähnlicher Form den Indianern als nahrhafte Wegzehrung gedient haben.

Zutaten
150 g Weizen, 50 g Haselnüsse, 50 g Rosinen, 50 g Kokosflocken, 50 g Sonnenblumenkerne, Saft einer Orange oder 4 EL Sanddorn, 2 bis 3 EL Honig nach Geschmack, Wasser

Zubereitung
Den Weizen mittelfein, die Haselnüsse fein mahlen und mit den übrigen Zutaten vermengen. So viel Wasser dazugeben, bis die Masse nicht mehr klebt, sich aber gut formen läßt.
Kleine Kugeln formen und diese etwa 3 Tage an der Luft auf einem Drahtgitter gut trocknen lassen. (Wenn sie nicht schon vorher aufgegessen werden.)

Ostereier

Wenn man statt Kugeln kleine Eier formt, hat man alternative Ostereier. In buntes Seidenpapier gehüllt, sind sie eine Freude für das Auge, und sie schmecken allen gut.

Trockenobst

Ungeschwefeltes Trockenobst können Sie in Reformhäusern und »Grünen Läden« kaufen.

Man kann übrigens auch selber im Herbst ohne Schwierigkeiten Trockenobst herstellen. Dazu wird das Obst im leicht geöffneten, auf 50°C geheizten Backofen, oder in der Nähe eines Ofens getrocknet. Im Winter verwendet man es zum Süßen, zur Herstellung eines Brotaufstriches, zum Füllen von Kuchen und Plätzchen oder aber zur Herstellung von selbst gemachtem Konfekt.

Früchtekugeln *(Farbtafel 4)*

Zutaten
250 g ungeschwefelte getrocknete Aprikosen (oder Birnen, Äpfel, Rosinen, eine Mischung verschiedener Früchte oder Zwetschgen), etwas Wasser, 2 EL Honig, Saft und Schale einer Zitrone, 1/2 TL Zimt, je 1 Prise gemahlener Ingwer und Nelken, 100 g Hasel- oder Walnüsse, 100 g Haferflocken oder frisch gemahlener Hafer
Nach Geschmack:
1 TL Carob oder etwas Fruchtsaft
Zum Wälzen:
Sesam, Kokosflocken oder gemahlene Nüsse

Zubereitung
Das Trockenobst 2 Stunden in etwas Wasser einweichen.
Das Einweichwasser abgießen (eventuell anderweitig zum Süßen verwenden) und das Trockenobst durch einen Fleischwolf drehen oder im Mixer zerhacken.
Mit den gemahlenen Haselnüssen, den Haferflocken, dem Zitronensaft, der Zitronenschale und den Gewürzen vermischen und gut verkneten. (Sollte die Masse zu fest sein, eventuell noch etwas Wasser oder Fruchtsaft hinzufügen.)
Aus der Masse kleine Kugeln formen, diese entweder in Sesam oder Kokosflocken oder gemahlenen Nüssen wälzen und einige Tage an der Luft trocknen.
Früchtekugeln werden am besten in einer gut verschlossenen Blechdose aufbewahrt.

Fruchtschnitten

Fruchtschnitten, die man auch fertig kaufen kann, werden auf ähnliche Weise hergestellt wie die Früchtekugeln. Allerdings formt man die Masse nicht zu Kugeln, sondern man streicht sie mit einem nassen Messer – etwa 1 cm dick – auf rechteckige Backoblaten.
Danach wird die Masse mit einer 2. Backoblate abgedeckt und am besten mit einem Holzbrettchen einige Zeit beschwert. Anschließend werden die Fruchtschnitten in Quadrate oder Rechtecke geschnitten und auf einem Kuchengitter einige Tage an der Luft getrocknet.

Osterhasen, Nikolause und Co.

Mit einem Rührteig, der nach dem folgenden Rezept gebacken wird, fülle ich in der Weihnachts- und Osterzeit verschiedene Backformen, die aussehen wie Ostereier, Osterhasen, Lämmer, Weihnachtmänner, Knusperhäuschen usw. Diese Formen erhalten Sie in Haushaltsfachgeschäften.

Zutaten

4 Eier, 250 g Butter oder Margarine,
200 g Honig, 1/4 TL Vanille,
1 EL Zitronensaft,
200 bis 300 g Haselnüsse,
400 g Dinkel oder Weizen,
1 Päckchen Backpulver,
200 g Milch (eventuell auch etwas mehr)

Zubereitung

Die Eier mit dem Honig und der Butter schaumig rühren und mit der Vanille und dem Zitronensaft würzen.
Die Haselnüsse und den Dinkel oder Weizen fein mahlen. Beides zusammen mit der Milch und dem Backpulver zu dieser Masse geben und gut zu einem glatten, nicht zu festen Teig verrühren.
Entweder eine Kasten- oder eine entsprechende Figurenform gut einfetten (eventuell mit Sesam ausstreuen) und zu 2/3 mit dem Teig füllen.
Die Formen auf die unterste Leiste in den kalten Backofen schieben und je nach Größe der Form wird der Teig 60 bis 80 Minuten bei 180°C gebacken. Den Kuchen etwas abkühlen lassen, dann aus der Form nehmen und zum Abkühlen auf ein Kuchengitter geben.

Ausstecherle *(Farbtafel 4)*

Begeistert helfen alle Kinder in der Weihnachts- und Osterzeit beim Backen der Plätzchen. Der hier vorgestellte Mürbeteig eignet sich für viele Ausstechfiguren: Glokken, Sterne, Vögel, Osterhasen, Engel usw....

Zutaten

125 g Butter, 100 g Honig, 1 Ei,
1/4 TL Vanille, abgeriebene Schale einer halben unbehandelten Zitrone,
1 EL Zitronensaft, 250 g Weizen,
1 TL Backpulver
Zum Bestreichen:
1 Eigelb und 1 EL Wasser

Zubereitung

Die Butter mit dem Honig und dem Ei schaumig rühren und mit der Vanille, dem Zitronensaft und der Zitronenschale würzen.
Den Weizen fein mahlen und zusammen mit dem Backpulver unter die Buttermasse kneten.
Den Teig für etwa 2 Stunden in den Kühlschrank stellen.
Anschließend auf einer bemehlten Fläche etwa 3 mm dick ausrollen und beliebige Formen ausstechen oder ausrädeln.
Den ausgestochenen Teig auf ein gefettetes Backblech geben, mit dem verquirlten Eigelb bestreichen und auf die mittlere Leiste in den kalten Backofen schieben. Bei 200°C etwa 20 bis 25 Minuten backen.

Leichte Kost zum Tagesausklang

Am Abend sollte der Tag in aller Ruhe ausklingen, damit die Kinder gut einschlafen und etwas Schönes träumen. Dazu gehört auch, daß die Verdauungsorgane nicht mit unnötiger Verdauungsarbeit durch schwere und fette Speisen belastet werden, denn sonst kann der gesamte kindliche Organismus nicht zur Ruhe kommen. Es ist daher

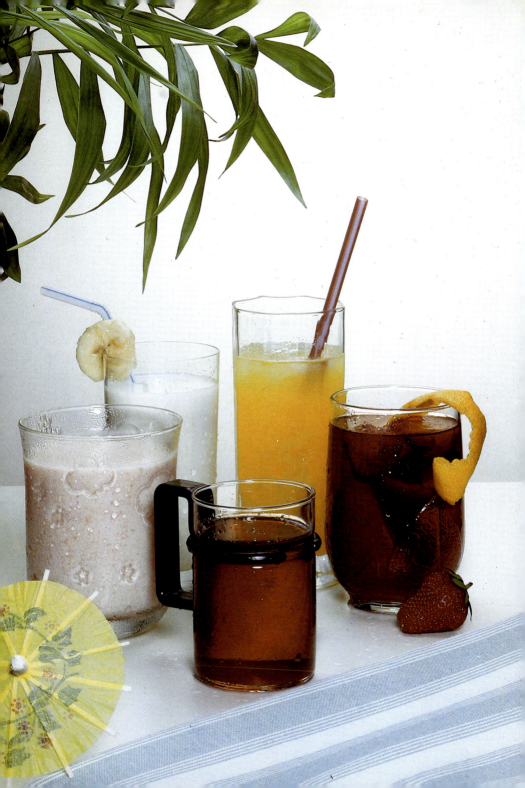

Farbtafel 5:
Durstlöscher und gehaltvolle Mixgetränke: roter Früchtetee, Obstbowle, Orangenlimo, Bananenshake, Möhrenmix (Rezepte ab Seite 73)

am besten, wenn die Abendmahlzeit die kleinste der drei Hauptmahlzeiten ist und nur aus zwar gut sättigenden, aber leicht verdaulichen Lebensmitteln besteht.

Diese Forderung kann aber nur schwer von Familien eingehalten werden, bei denen das Abendessen die einzige gemeinsame Mahlzeit am Tage ist. Wenn sich ältere Schulkinder und Berufstätige den ganzen Tag über vielleicht nur von Obst und belegten Broten ernährt haben, bevorzugen sie am Abend meist ein warmes Essen. Dieses sollte dann aber wie das Mittagessen aussehen und viel Rohkost – in Form von Salaten und Gemüse – enthalten sowie aus Getreide- und Kartoffelgerichten oder einer Suppe bestehen.

Am besten wird so eine umfangreiche Mahlzeit so früh wie möglich (2 bis 3 Stunden vor dem Schlafengehen) gegessen, damit es nicht zu Verdauungsstörungen kommt.

Die übliche kalte Abendmahlzeit wird meistens ebenso »stiefmütterlich« behandelt wie das Frühstück. Bringen Sie doch einmal etwas Abwechslung und Farbe in das Abendessen: Im Mittelpunkt steht das Vollkornbrot, es kann mit pikanten Aufstrichen aus Butter, Quark und Käse sowie mit einem Belag aus Rohkost variiert werden. Auch verschieden belegte Toastbrote, ergänzt durch frisches Obst und Salate, sind ein echter Gaumengenuß. Zum Trinken eignet sich für Kinder (und auch für Erwachsene) ein Milch- oder Sauermilchgetränk ganz ausgezeichnet. Dieses ergänzt sich, vom ernährungsphysiologischen Standpunkt aus betrachtet, optimal mit Vollkornbrot. Gut geeignet sind selbstverständlich auch alle Früchte- und Kräutertees. Fruchtsäfte, besonders Apfelsaft, sollten Sie Ihrem Kind abends nicht zu trinken geben. Diese können ebenso wie zuckerhaltige Brotaufstriche, Blähungen verursachen.

Nehmen Sie auch die Abendmahlzeit mit den Kindern in aller Ruhe ein und ohne den Fernsehapparat als »Unterhalter«. Dieser verdirbt nämlich den Appetit (die Kinder merken nicht mehr was und wieviel sie essen), außerdem stört er jedes Familiengespräch.

Nach der Abendmahlzeit, wenn die Kinder dann nach gründlichem Zähneputzen glücklich im Bett liegen, gibt es nichts mehr zu essen. Als »Betthupferl« eignet sich eine Gutenachtgeschichte oder das gemeinsame Singen eines Liedes. Süßigkeiten oder Knabbereien schaden nur den Zähnen!

Möchte das Kind noch etwas trinken, geben Sie ihm einen Kräutertee (aber bitte ungesüßt!) oder ein Mineralwasser mit wenig Kohlensäure. Dann wird es sicherlich gut einschlafen.

Vollkorntoastbrot

Zutaten
750 g Weizen, 1 TL Salz, 1 TL Honig, 3/4 l Milch, 40 g Hefe

Zubereitung
Damit das Toastbrot sehr locker wird und gut aufgeht, muß der Teig sehr flüssig sein. Deshalb sollte man ihn nicht mit den Händen, sondern mit den Knethaken des Handrührgerätes kneten und in einer Kastenform backen.

Für den Teig den Weizen fein mahlen und mit dem Salz mischen.

Den Honig und die Hefe in der lauwarmen Milch auflösen, zum Weizen gießen und alles zu einem dickflüssigen Brei verkneten. Zugedeckt an einem warmen Ort etwa eine Stunde gehen lassen, bis sich das Volumen fast verdoppelt hat.

Anschließend den Teig noch einmal kurz durchkneten, in eine gut gefettete Kastenform füllen und die Oberfläche mit einem nassen Löffel glattstreichen.

Den Brotteig mit einem Messer schräg einschneiden und an einem warmen Ort noch einmal 30 Minuten gehen lassen.

Auf die unterste Leiste in den vorgeheizten Backofen schieben und bei 200°C etwa eine Stunde backen.

Bevor Sie das Toastbrot in Scheiben schneiden, lassen Sie es 3 bis 4 Stunden auf einem Kuchengitter auskühlen.

Es eignet sich übrigens auch sehr gut zum Einfrieren.

Toastvariationen (Farbtafel 7)

Toastbrote serviert mit einem Rohkostsalat oder frischem Obst der Jahreszeit sind nicht nur bei Kindern ein beliebtes Abendessen.

Wenn ich viel Zeit habe oder aber Besuch da ist, stelle ich ein »Toastbuffet« zusammen:

Ich toaste die Brotscheiben vor und stelle zur Auswahl allerlei Zutaten auf den Tisch. Jeder macht sich ganz nach Geschmack und Hunger seine Toastbrote zurecht. Die Kinder sind dabei ungeheuer erfinderisch.

So ein »Toastbuffet« könnte folgendermaßen aussehen: pro Person 1 bis 2 vorgetoastete Brotscheiben, Butter, Apfelscheiben, Bananenscheiben, Ananasscheiben, blättrig geschnittene Champignons, Zwiebelringe oder Zwiebelwürfel, Tomatenscheiben, Paprikastücke, Oliven, eventuell Reste von gedünstetem Gemüse, Rührei, Pfeffer, Salz, gehackte Petersilie, Schnittlauchröllchen, Senf, Tomatenketchup, gehackte Nüsse, dazu zwei verschiedene Sorten Schnittkäse (einen milden und einen pikanten). Der Käse sollte in Scheiben (etwas kleiner als das Toastbrot) oder in Streifen geschnitten werden. Wer mag kann auch dünne Camembertscheiben verwenden. Und, und...

Mit diesen Zutaten entsteht dann zum Beispiel ein:

Toast Hawaii: Toastbrot, Ketchup, Ananas, Käse

Tomatentoast: Toastbrot, Tomatenscheiben, Zwiebelwürfel, Olivenstückchen und Käse.

Rühreitoast: Toastbrot, Ketchup, Rührei, Schnittlauch, Käse

Gemüsetoast: Toastbrot, pikant abgeschmeckter und gut abgetropfter Brokkoli oder Bohnen oder ähnliches, Käsestreifen

Ungarischer Toast: Tomatenmark, rote und grüne Paprikaschoten (eventuell kurz angedünstet), Salz, Pfeffer, Paprikapulver, pikanter Käse

Apfeltoast: Senf, Apfelscheiben, Zwiebelwürfel und Käse oder Butter, Apfelscheiben, gehackte Nüsse und Käse

Bananentoast: Bananen, Weintrauben oder Ananasstücke, gehackte Walnüsse, Käsescheiben

Es gibt noch mehr Variationsmöglichkeiten. Sie werden sehen, die Phantasie Ihrer Kinder kennt keine Grenzen.

Roggenmischbrot

Der Teig dieses Roggenmischbrotes ist einem Sauerteig ähnlich; ihm wird keine Hefe, sondern ein sogenanntes Backferment beigemischt.

Das Backferment (von Sekowa) ist ein Teiglockerungsmittel, das auf rein biologischer Basis aus Honig und Getreide hergestellt wird. Es wird als Granulat (1 Jahr haltbar) in Reformhäusern und »Grünen Läden« verkauft.

Zusätzlich zum Backferment benötigen Sie noch einen sogenannten Grundansatz, mit dem Sie, wie bei der Zubereitung von Sauerteig, zunächst einen Vorteig herstellen müssen.

Einen solchen Grundansatz kann man ebenfalls kaufen; man kann ihn aber auch mit Hilfe des Backferments selbst herstellen (siehe Hinweis auf der Verpackung) oder einen bereits vorhandenen Rest Sauerteig verwenden.

Zutaten
Für den Vorteig
400 g Roggen, 400 g warmes Wasser (30°C), 1 EL Grundansatz oder Sauerteig, 1 gehäufter TL Backferment

Für den Hauptteig:
300 g Roggen, 300 g Weizen, 2 TL Salz, etwa 300 g warmes Wasser (45°C)

Zubereitung

Für den Vorteig den Roggen mittelfein mahlen.

Den Grundansatz und das Backferment klümpchenfrei in dem 30°C warmen Wasser auflösen.

Mit einem Holzlöffel den gemahlenen Roggen gründlich mit dem warmen Wasser vermischen und bei Zimmertemperatur (mindestens 20°C) etwa 12 Stunden (am besten über Nacht) gären lassen. Der Teig darf in dieser Zeit nicht abtrocknen, deshalb sollten Sie ihn zusätzlich mit Alufolie oder einer Plastiktüte abdecken.

Am nächsten Morgen den Roggen und den Weizen fein mahlen und das Salz in dem 45°C warmen Wasser auflösen.

Beides mit dem Vorteig vermengen und gut durchkneten.

Den Teig zur Kugel formen, mit einem feuchten Tuch bedecken und noch einmal an einem warmen Ort 1 1/2 bis 2 Stunden gären lassen.

Der Teig sollte nach dieser Zeit gut locker und etwas aufgegangen sein.

Anschließend den Teig noch einmal gut durchkneten, zu einem runden oder länglichen Laib formen oder in eine gefettete Backform geben. Die Oberfläche mehrmals einschneiden und mit lauwarmen Wasser abstreichen. Das Brot an einem warmen Ort noch einmal für 30 bis 45 Minuten gehen lassen.

Danach auf die unterste Leiste in den kalten Backofen schieben, eine Schüssel mit heißem Wasser daneben stellen, und das Brot bei 220°C etwa 60 Minuten backen. Den Backofen ausschalten und das Brot noch weitere 15 Minuten im Backofen lassen. Das Brot sollte vor dem Anschneiden einen Tag lang auf einem Kuchengitter auskühlen. Es bleibt sehr lange frisch.

Hausgemachtes Knäckebrot

Dieses Knäckebrot schmeckt zum Frühstück so gut wie zum Abendessen.

Zutaten
200 g Weizen (oder Roggen oder 100 g Weizen und 100 g Roggen), 2 EL Öl, 1 TL Meersalz, 1/2 Päckchen Hefe, 150 bis 200 g lauwarme Milch

Zubereitung
Das Getreide fein mahlen und mit dem Öl und dem Salz mischen.
Die Hefe in der lauwarmen Milch auflösen und zum Vollkornmehl gießen.
Alle Zutaten zu einem weichen Teig verkneten und zugedeckt an einem warmen Ort etwa 60 Minuten gehen lassen.
Anschließend den Teig noch einmal kurz durchkneten und auf einem gefetteten Backblech ausrollen oder ausstreichen. Mit einer Gabel viele Male einstechen und Rechtecke gewünschter Größe ausradeln. Noch einmal 10 Minuten gehen lassen.
Dann das Blech auf die mittlere Leiste in den kalten Backofen schieben und den Teig bei 220°C etwa 30 bis 40 Minuten backen.
Ganz nach Belieben können Sie unter den Teig 30 bis 50 g Sesam, Mohn oder Leinsamen mischen.

Pikante Vollkornbrötchen

Zutaten
400 g Weizen, 200 g Roggen, 1 TL Salz, 1 TL Kümmel, 1 EL Hefeflocken, 50 g Butter oder Margarine, 1 Ei, 100 g geriebener Emmentaler Käse, 250 bis 300 g Flüssigkeit (halb Milch, halb Wasser), 40 g Hefe
Zum Bestreichen:
1 Eigelb, 1 EL Wasser

Zubereitung
Den Weizen und den Roggen fein mahlen. Die Hefe in dem lauwarmen Milchwasser auflösen und zusammen mit den Gewürzen, der Butter, dem Ei und dem Käse zum Getreide geben.
Alle Zutaten zu einem glatten Teig verkneten und diesen zugedeckt an einem warmen Ort etwa eine Stunde gehen lassen, bis sich sein Volumen fast verdoppelt hat.
Danach den Teig noch einmal gut durchkneten und etwa 18 Brötchen daraus formen.
Die Brötchen auf ein gefettetes Backblech setzen, mit dem verquirlten Eigelb bestreichen und noch einmal 10 bis 15 Minuten an einem warmen Ort gehen lassen.
Auf die mittlere Leiste in den kalten Backofen schieben und bei 220°C etwa 30 bis 35 Minuten backen.

Pikante Vollkornbrötchen schmecken frisch ausgezeichnet zu einem Rohkostsalat. Sie lassen sich auch gut einfrieren.

Das schmeckt zu selbstgebackenem Vollkornbrot: Vollkornbrötchen oder Knäckebrot.

Rohkostteller

Die Zutaten sind etwa für eine Person berechnet. Wandeln sie die Zutaten dem Geschmack und Appetit Ihrer Kinder entsprechend ab.

Zutaten

1/2 Kopfsalat (oder ein anderer Blattsalat), 5 Radieschen, 1 kleine Tomate, 1 kleine Möhre, 1/2 kleiner Apfel, 1 TL Zwiebelwürfel, 2 EL Öl, 1 EL Kräuteressig, Saft einer halben Zitrone, Kräutersalz, gehackte Petersilie

Zubereitung

Den Salat und das Gemüse waschen und putzen.
Die Radieschen in dünne Scheiben schneiden, die Tomate achteln, die Möhre und den Apfel grob reiben.
Alles hübsch auf einem Teller anrichten. Aus den übrigen Zutaten eine Marinade rühren und über die Rohkost gießen.
Zum Schluß alles mit gehackter Petersilie bestreuen.

Dieser Rohkostteller kann auch folgendermaßen abgeändert werden:

Zutaten

1/2 Kopfsalat (oder ein anderer Blattsalat), 50 g Salatgurke, 50 g Paprika, 1 Tomate, 1 hartgekochtes Ei, 1/4 Zwiebel, 1 EL Öl, 1/2 Becher Joghurt, Kräutersalz, frisch gemahlener Pfeffer, Senf, 1 bis 2 EL gehackte Küchenkräuter

Zubereitung

Den Kopfsalat waschen, putzen, abtropfen lassen und auf einem Teller auslegen.
Das Gemüse waschen, die Paprika und die Zwiebel in dünne Ringe, die Gurke in dünne Scheiben schneiden, die Tomate und das Ei achteln.
Alles auf dem Kopfsalat dekorieren.
Aus den übrigen Zutaten eine Marinade rühren und diese entweder über die Rohkost gießen oder getrennt als Dip reichen.

Käse-Obst-Salat

Zutaten

200 g Schnittkäse nach Geschmack, 1 Banane, 1 Orange, 200 g blaue oder grüne Weintrauben oder ein großer säuerlicher Apfel, 4 Walnüsse, 1 Becher Joghurt, 1 TL Honig, 1 EL Öl, 1 Prise Salz, 1 Prise Chinagewürz

Zubereitung

Den Schnittkäse in Würfel oder Streifen, die Banane in Scheiben und die Orange oder den Apfel in Würfel schneiden. Die Trauben halbieren und entkernen.
Alles in eine Schüssel geben und vermischen. Aus den übrigen Zutaten eine Marinade rühren und unter den Käsesalat ziehen.
Mit den grobgehackten Walnüssen bestreuen und servieren.

Rohkostbrote

Gut schmeckt Ihr selbstgebackenes Brot, wenn Sie es mit Butter bestreichen und mit Rohkost, entsprechend dem Geschmack Ihrer Kinder, belegen. Bereiten Sie diese Brote – ebenso wie Salate – stets unmittelbar vor der Mahlzeit zu.

Einige Beispiele für Rohkostbrote (Ihre Kinder erfinden sicherlich noch mehr Variationen):
– Vollkornbrot mit Butter und dünnen Gurken- oder Zucchinischeiben bestreut mit Kräutersalz und Pfeffer
– Vollkornbrot mit Tomatenscheiben, Zwiebelwürfeln, Oregano und Kräutersalz
– Vollkornbrot mit Quark, Radieschenscheiben und Schnittlauchröllchen
– Vollkornbrot mit Butter und Quark und feingehackten Kräutern
– Vollkornbrot mit Butter oder Quark und einer Keimsprossenmischung
– Vollkornbrot mit Butter oder Quark und Kresse
– Vollkornbrot mit Butter und dünnen Kohlrabischeiben bestreut mit gemahlenen Nüssen
– Vollkornbrot mit Hüttenkäse, Tomaten, Kräutersalz, Pfeffer und gehacktem Basilikum
– Vollkornbrot mit Butter und Bananenscheiben
– Vollkornbrot mit Apfelscheiben

Was noch alles zu Vollkornbrot gut schmeckt, zeigen die folgenden Rezepte.

Bunter Quark

Zutaten
*250 g Quark, 2 bis 4 EL Milch oder Sahne (je nach Beschaffenheit des Quarks), 1 EL Öl, 2 TL Kräutersalz, frisch gemahlener Pfeffer,
5 Radieschen, 1/4 Salatgurke,
1/2 Apfel, 2 Tomaten, 1/4 Zwiebel,
gehackte Petersilie und Dill
nach Geschmack*

Zubereitung
Den Quark mit der Milch oder der Sahne und dem Öl mit dem Zauberstab des Mixers cremig rühren und mit Kräutersalz und Pfeffer abschmecken.
Die Radieschen, die Salatgurke, den Apfel, die Tomaten und die Zwiebel in sehr feine Würfel schneiden, Petersilie und Dill fein wiegen und alles vorsichtig unter den Quark rühren.
Eventuell noch einmal abschmecken.
Wenn Ihre Kinder keine Zwiebelstücke mögen, reiben Sie die Zwiebel auf einer Rohkostreibe.

Gomasio

Zutaten
*Sesam und Meersalz
im Verhältnis 8 : 1*

Zubereitung
Sesam und Meersalz getrennt in einer trockenen Pfanne anrösten. Anschließend mischen und in einem Mörser oder Mixer zerdrücken.

Schnittlauchquark

Zutaten
125 g Quark, 1 bis 2 EL Milch
(je nach Beschaffenheit des Quarks),
Kräutersalz, Pfeffer
Nach Geschmack:
so viele Schnittlauchröllchen wie
gewünscht

Zubereitung
Den Quark mit der Milch cremig rühren und mit dem Kräutersalz und dem frisch gemahlenen Pfeffer abschmecken. Ganz nach Geschmack werden Schnittlauchröllchen untergerührt.

Variationen
Schnittlauchquark wird zum Kräuterquark, wenn sie unter die Quarkcreme möglichst viele feingehackte gemischte Küchenkräuter heben.
Für einen Meerrettichquark mischen Sie 1 bis 2 EL geriebenen Meerrettich und einen kleinen Apfel unter den Quark.

Quarkkugeln

Zutaten
250 g Quark, 100 g Butter,
2 EL Sahne, 2 TL Kräutersalz,
1 TL Senf

Zubereitung
Den Quark mit der Butter und der Sahne verkneten und mit dem Kräutersalz und dem Senf pikant abschmecken.
Zu kleinen Portionskugeln formen und in verschiedenen Kräutern und Gewürzen wälzen.

Zum Beispiel:
– in klein gehackter Petersilie
– in Schnittlauchröllchen
– in Curry
– in Paprika
– in Kresse
– in einer Keimsprossenmischung
   usw.
Die Quarkkugeln auf Salatblättern anrichten. Das sieht hübsch aus und schmeckt.

Käsecreme

Zutaten
250 g reifer Camembert,
3 EL weiche Butter, 1 Zwiebel,
1 Gewürzgurke, 2 EL Kapern

Zubereitung
Den reifen Camembert mit der Gabel zerdrücken und mit der Butter verkneten. Die Zwiebel und die Gewürzgurke fein würfeln, die Kapern zerdrücken und alles unter die Käsecreme mischen.

Avocadocreme

Zutaten
1 reife Avocado, 4 EL frisch
gepreßter Orangensaft, 1 EL Honig,
1 Prise Ingwer

Zubereitung
Die Avocado halbieren, Kern herauslösen und das Fruchtfleisch herauslöffeln.
Mit einer Gabel mit den übrigen Zutaten vermischen und eventuell mit dem Pürierstab zu Mus zerdrücken.

In einem luftdicht abgeschlossenen Gefäß im Kühlschrank aufbewahren.

Pikante Variante
Zutaten
1 reife Avocado, 2 EL Frischkäse, 1 EL Sahne, 1 TL Senf, 1 bis 2 TL Zitronensaft, Kräutersalz und frisch gemahlener Pfeffer

Zubereitung
Die Avocado halbieren, den Kern herauslösen und das Fruchtfleisch herauslöffeln. Mit einer Gabel zerdrücken und den Frischkäse, die Sahne und den Senf untermengen.
Mit dem Zitronensaft, dem Kräutersalz und Peffer abschmecken.

Dickmilch mit zerbröseltem Vollkornbrot

Oft essen kleine Kinder nicht sehr gerne Brot. Sie mögen ihr Gericht lieber »auslöffeln«. Für sie ist Dickmilch ein ideales Abendessen. Selbst größere Kinder ziehen diese Dickmilchspeise häufig einem belegten Brot vor.
Und so wird es gemacht:
Verteilen Sie einen Liter Milch (am besten Rohmilch, es geht aber auch normale Vollmilch) auf 4 Schüsselchen oder Suppenteller, und rühren Sie unter jede Portion einen Teelöffel Dickmilch. (Dickmilch kauft man entweder fertig im Geschäft oder stellt sie das erste Mal mit Hilfe eines Sauermilchferments her.)
Lassen Sie die Milch bei Zimmertemperatur stehen. In der Regel ist sie dann nach 24 Stunden sauer und fest geworden.
Ganz nach Appetit wird dann eine Scheibe Roggenmischbrot in die Dickmilch gebröselt.
Mit etwas Honig und Zimt können Sie die Dickmilch würzen und ganz nach Geschmack mit frischen oder getrockneten Früchten verfeinern.
Dies ist besonders im Sommer ein köstliches Abendessen.

Trinken – für Kinder besonders wichtig

Kinder sollen und dürfen viel trinken, weil ihr Körper einen hohen Flüssigkeitsbedarf hat. (Säuglinge und Kleinkinder sollen pro Tag etwa 1/2 bis 3/4 l Flüssigkeit trinken, Jugendliche 1 bis 1 1/4 l.) Um den Bedarf an Flüssigkeit zu decken, eignen sich sowohl reine Durstlöscher als auch Getränke, in denen Nährstoffe enthalten sind. (Bei dem täglichen Bedarf nicht eingerechnet sind Flüssigkeitsmengen, die sich in Gemüse, Obst usw. finden.) Zu den Getränken mit Nährstoffen, die nicht nur den Durst löschen, sondern auch sättigen, zählen Milch (Milchmixgetränke) und reine Fruchtsäfte. Diese sollten nie vor oder zu den Mahlzeiten serviert werden, weil das Kind sonst keinen Hunger mehr hat. Als kleine Zwischenmahlzeit (oder Nachtisch) eignen sie sich jedoch gut. So enthalten Obstsäfte zum Beispiel viele Vitamine. Allerdings sollten Sie darauf achten, daß Säfte möglichst »naturrein« sind, das heißt ohne Konservierungsstoffe und künstliche Aroma- und

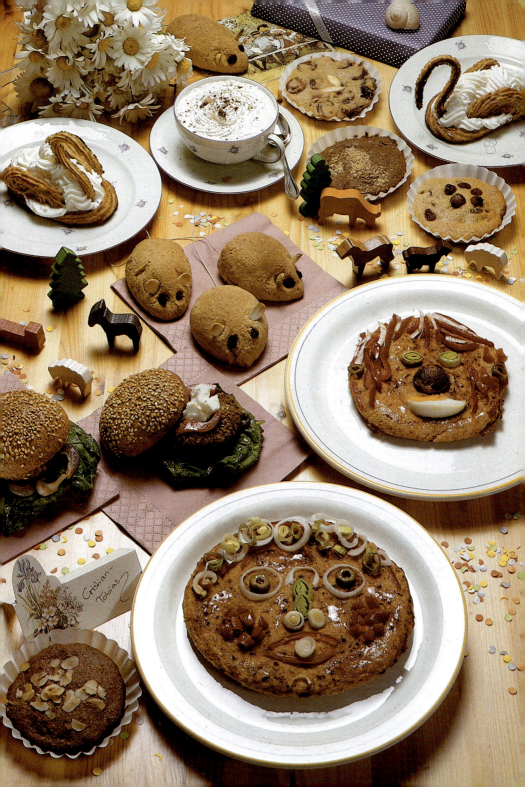

Farbtafel 6:
Der Kindergeburtstagstisch: Pizzagesichter, Greenburger, gebackene Mäuschen, bunt gemischte Törtchen, Sahne-Schwäne (Rezepte ab Seite 78)

Farbstoffe sowie ohne Zuckerzusätze hergestellt werden.

Mit der Milch kann zum Beispiel der tägliche Kalziumbedarf gedeckt werden. Ein Kleinkind müßte dazu jeden Tag 1/4 l Milch, Schulkinder 1/2 l und Jugendliche 3/4 l trinken. Wenn Ihr Kind die normale Trinkmilch nicht so gerne mag, kann auf Buttermilch, Kefir oder Joghurt ausgewichen werden. Verzichten sollten Sie allerdings auf die Instant-Kakaomischungen, die der Handel in großer Auswahl anbietet. Sie bestehen zum größten Teil aus Zucker (zu 60 bis 85 Prozent).

Reine Durstlöscher sind Früchte- oder Kräutertees, Mineralwasser mit wenig Kohlensäure oder stark verdünnte Fruchtsäfte. Dabei sollten Sie die Tees – nur wenn das Kind sie anders überhaupt nicht trinkt – ganz leicht mit Honig süßen.

Süße Limonade, die viel zuviel Zucker, Kohlensäure und in den meisten Fällen auch Farb-, Aroma- und Konservierungsstoffe enthält, sollten Kinder ebensowenig trinken wie Cola, das zusätzlich noch Coffein enthält, oder Tonicwasser, dem Chinin beigefügt wird.

Was Sie Ihren Kindern als Alternative zu diesen ungesunden Getränken anbieten können, zeigen Ihnen die folgenden Rezepte.

Heiße Schokolade

Zutaten
1/2 l Milch, 2 gestr. EL Carob oder Kakao (schwach entölt), 2 bis 4 TL Honig, 1 Stück Zimt, 1/2 Vanilleschote
Nach Geschmack:
4 EL geschlagene Sahne

Zubereitung
Die Milch mit dem Zimt und der Vanilleschote erhitzen.
In der Zwischenzeit den Carob mit etwas kalter Milch glattrühren. Den Zimt und die Vanilleschote aus der Milch nehmen und den angerührten Kakao einrühren, nach Geschmack mit dem Honig süßen.
Eventuell vor dem Servieren mit der geschlagenen Sahne garnieren und mit etwas Zimt bestäuben.

Roter Früchtetee (Farbtafel 5)

Zutaten
1 EL Malven, 1 EL getrocknete Apfelschalen, etwas Zitronensaft, 1/2 l Wasser, eine Apfelspalte zum Garnieren

Zubereitung
Die Malven und die Apfelschalen mit dem kochenden Wasser überbrühen, 10 Minuten ziehen lassen und durch ein Sieb abgießen.
Mit etwas Zitronensaft abschmecken und eventuell mit einer Apfelspalte garnieren. Früchtetee schmeckt warm und kalt. Er ist ein guter Durstlöscher.

Teepunsch

Zutaten

1 l Wasser, 6 TL fermentierte Brombeerblätter, 1 unbehandelte Zitrone, 1 unbehandelte Grapefruit, 3 unbehandelte Orangen, 2 bis 4 EL Honig, 3/4 l frisch ausgepreßter Orangensaft

Zubereitung

Die Schale der Orangen und Zitronen hauchdünn spiralförmig, die Grapefruit wie gewohnt schälen.
Anschließend die weiße Haut der Orangen entfernen und die Orangen und die Grapefruit in Würfel schneiden.
Die Fruchtwürfel zusammen mit der Zitronen- und Orangenschale in ein feuerfestes Gefäß geben.
Aus den Brombeerblättern einen Tee kochen, 10 Minuten ziehen lassen, durch ein Sieb abgießen und zusammen mit dem frisch ausgepreßten Orangensaft über die Früchtewürfel gießen. Mit Honig und Zitronensaft abschmecken und heiß servieren.

Das tägliche Teegetränk

Dieser Tee wird von Kindern im allgemeinen sowohl zum Frühstück als auch zum Abendessen sehr gerne getrunken.

Zutaten

3 TL Brombeerblätter, 3 TL Himbeerblätter, 1 TL Hagebutten, 1 TL Malven, 1 l Wasser, Honig und Zitronensaft nach Geschmack

Zubereitung

Brombeer- und Himbeerblätter sowie die Hagebutten und Malven mit kochendem Wasser überbrühen, etwa 10 Minuten ziehen lassen und durch ein Sieb abgießen. Anschließend mit etwas Zitronensaft und – falls erforderlich – mit wenig Honig abschmecken.

Diesen Tee können Sie nach Jahreszeit und Geschmack beliebig verändern und verfeinern.
Mischen Sie statt der Hagebutten und Malven Melissenblätter, Pfefferminzblätter, Linden- oder Holunderblüten unter den Tee. Verfeinern oder schmecken Sie ihn mit ein paar getrockneten oder frischen Erdbeeren oder Brombeeren oder statt des Zitronensaftes mit etwas Orangensaft ab.

Holunder-Grog

Unsere Kinder trinken diesen Holunder-Grog, wenn sie an einem langen Winternachmittag vom Schlittenfahren nach Hause kommen. Die ganze Familie trinkt ihn, wenn sich jemand leicht »grippig« fühlt. In Verbindung mit einem Heublumenbad wirkt er wahre Wunder, und oft ist die nahende Erkältung am nächsten Tag wie weggeblasen.

Zutaten

1/2 l Wasser, 1 TL Holunderblüten, 1 TL Hagebutten, 1/2 l Holunderbeersaft, Honig und Zitronensaft nach Geschmack

Zubereitung

Die Holunderblüten und Hagebutten mit dem kochenden Wasser überbrühen und etwa 10 Minuten ziehen lassen.
Den Holunderbeersaft vorsichtig erhitzen (nicht kochen) und mit dem durch ein Sieb abgegossenen Tee mischen. Mit Honig und Zitronensaft abschmecken und heiß servieren.

Obstbowle *(Farbtafel 5)*

Zutaten
1/2 l Wasser, 4 TL Malven oder Hagebutten, 1 bis 2 EL Honig, Zitronensaft, Schale von einer halben unbehandelten Zitrone, 1/2 l Erdbeersaft, 250 g Erdbeeren (nach Geschmack auch mehr), Eiswürfel

Zubereitung
Aus dem Wasser und den Malven einen Tee zubereiten, 10 Minuten ziehen lassen, durch ein Sieb abgießen und mit dem Honig und Zitronensaft abschmecken.
In ein Serviergefäß geben, die Zitronenschale hinzufügen und gut gekühlt ziehen lassen.
Vor dem Servieren den Erdbeersaft, die halbierten Erdbeeren sowie die Eiswürfel hinzufügen.
Die Bowle schmeckt auch mit Apfelsaft und Apfelstückchen, Orangensaft und Mandarinenspalten, Traubensaft und Trauben usw.

Orangenlimo *(Farbtafel 5)*

Im Gegensatz zu gekaufter Limonade und gekauftem »Fruchtnektar« enthält Ihre selbstgemachte Limo natürliches Fruchtfleisch mit vollem Aroma und Vitaminen. Und in ihr finden sich keine Zuckerzusätze und keine zweifelhaften chemischen Stoffe.

Zutaten
2 Orangen, 2 TL Honig (nach Geschmack), 1/2 l Sprudelwasser, Eiswürfel

Zubereitung
Die Orangen schälen, in Stücke schneiden und mit dem Honig und den Eiswürfeln im Mixer gut durchmixen.
Wenn Ihren Kindern dabei die Limo durch das Fruchtfleisch zu dickflüssig ist, pressen Sie die Orangen aus, und vermischen Sie dann den Saft mit Eiswürfeln und bei Bedarf mit Honig.
Den Extrakt in eine Glaskanne geben und mit dem Sprudelwasser auffüllen. Das Getränk schmeckt auch mit Zitronen.

Möhrenmix *(Farbtafel 5)*

Zutaten
200 g Möhren, 1/2 l Kefir, 1 EL Sonnenblumenöl, eventuell etwas Honig

Zubereitung
Die Möhren waschen, putzen, bei Bedarf schälen und fein raspeln. Mit dem Kefir und dem Öl im Mixer verrühren.
Bei Bedarf mit etwas Honig abschmecken.

Bananenshake (Farbtafel 5)

Zutaten
1 l Milch, 2 EL Honig (kann auch entfallen), 200 g Bananen
Nach Geschmack:
1 Eiweiß, 1 TL Zitronensaft,
1 TL Honig

Zubereitung
Die Bananen zerdrücken (vorher einige Bananenscheiben zum Garnieren zurückbehalten) und mit der Milch und dem Honig im Mixer vermischen.
Nach Geschmack das Eiweiß steif schlagen und den Zitronensaft und den Honig unterziehen.
Den Bananenshake in vier Gläser füllen, mit der Eiweißhaube versehen und mit einer Bananenscheibe garnieren.

Variationen
Statt der Bananen können Sie auch Erdbeeren, Himbeeren usw. verwenden. Außerdem können Sie Zitronen- oder Orangensaft nehmen.
Beachten Sie aber, daß diese Milchmixgetränke keine Durstlöscher im eigentlichen Sinne, sondern eher eine Zwischenmahlzeit oder ein Nachtisch sind.

Der Kindergeburtstag – »gesunde Ernährung auf dem Prüfstand«

In aller Regel wird ein Kindergeburtstag mit einer Kaffeetafel beginnen. Schwere gehaltvolle Kuchen sind hier ebenso fehl am Platze wie große Sahnetorten. Meist sind bei den Kindern die Augen größer als der Magen. Die Lust, ruhig am Kaffeetisch zu sitzen, vergeht schnell, und es drängt sie zum Spielen.

Aus diesem Grunde hat es sich bewährt, verschiedene, aber möglichst kleine Gebäckstücke oder Kekse zu servieren. Berücksichtigen Sie bei Ihren Geburtstagsvorbereitungen außerdem, daß in den meisten Fällen die Gäste Ihrer Kinder Vollkorngebäck nicht kennen. Es kann unter Umständen sein, daß es ihnen nicht süß genug ist oder einfach nur ganz anders schmeckt. Kinder sind da sehr skeptische und kritische Esser. Ganz geschickt können Sie diese Klippe mit einigen »Tricks« umgehen: Dekorieren Sie den Kaffeetisch bunt und servieren Sie Gebäck, das Kinder anspricht. Sei es, weil es verlockend oder lustig aussieht, oder weil er sie an Bekanntes erinnert. Gut bewährt haben sich zum Beispiel Törtchen in allen Geschmacksrichtungen, die in Papierförmchen gebacken werden, luftige Sahne-Schwäne aus Brandteig oder gebackene, mit Marzipan gefüllte Mäuschen. Beliebt sind im Sommer auch Vollkornwaffeln mit hausgemachten Eisspezialitäten und im Winter Bratäpfel mit verschiedenen Soßen. Alles wird von groß und klein gerne gegessen.

Zum Trinken gibt es heiße Schokolade, Fruchtsäfte, Teepunsch oder Obstbowle. Danach kann endlich mit dem gemeinsamen Spielen begonnen werden, und das ist für die Kinder sicherlich das Wichtigste. Möchten die Kinder zwischendurch wirklich einmal etwas Naschen, verteilen Sie nicht die üblichen Süßigkeiten, sondern lieber Nüsse, Trockenobst oder Kekse. Man kann diese Naschereien auch für das »Topfschlagen« unter den Topf legen, zum »Schnappen« auffädeln, für Pfänderspiele einwickeln und für jede Art von Spiel verwenden.

Dauert die Feier bis in die Abendstunden, können Sie den Kindern als etwas ganz Besonderes, einen »Piratenschatz«, servieren. Einfacher und besser vorzubereiten sind allerdings »Pizzagesichter« und für die Großen »Grünkern-Hamburger« in allen Variationen.

Das Eiweiß sehr steif schlagen und unterziehen.
(Der Teig darf nicht fest, sondern sollte eher flüssig sein). Das Waffeleisen vorheizen (falls erforderlich, einfetten), 2 bis 3 EL Teig hineingeben und das Eisen fest zusammendrücken. Auf diese Weise nacheinander alle Waffeln backen und auf einem Kuchengitter auskühlen lassen.
Für Kinder sollte man die Waffeln in einzelne Herzen unterteilen.
Im Sommer reicht man frische Erdbeeren, Himbeeren oder Brombeeren und Schlagsahne zu den Waffeln. Ein voller Erfolg wird es bestimmt, wenn Sie selbstgemachtes Eis (siehe Seite 58) dazu servieren.
Im Winter können Sie Obstquark oder Fruchtjoghurt sowie rohes Apfelmus mit Schlagsahne dazu servieren.
Rohes Apfelmus ist schnell zubereitet: Äpfel reiben, mit Zitronensaft beträufeln und mit Zimt, Vanille und etwas Apfelsaft abschmecken.

Waffeln

Zutaten

*100 g Butter oder Margarine,
50 g Honig, 1/4 TL Vanille,
1 gestr. TL Kardamom, 2 bis 4 Eier,
250 g Weizen, 1/4 l Buttermilch
oder 1/8 l Milch*

Zubereitung

Die Butter mit dem Honig und den Eidottern schaumig rühren und mit der Vanille und dem Kardamom würzen.
Den Weizen fein mahlen und zusammen mit der Buttermilch zur Buttermasse geben und alles miteinander verrühren.

Vanillesoße

Zutaten

*1/4 l Milch, 40 g Weizen, 1 Eigelb,
2 bis 3 EL Honig, 1 TL Vanille
(oder ein Stück Vanillestange),
1/4 l Milch oder Sahne*

Zubereitung

Die Milch mit dem frisch gemahlenen Weizen aufkochen und unter Umrühren zu einem dicken Brei ausquellen lassen.
Etwas abkühlen lassen; dann den Honig, das Eigelb, die Vanille und die restliche Milch gut unterrühren.
Vanillesoße schmeckt warm und kalt.

Bratäpfel

Zutaten

8 Äpfel, 2 EL geriebene Haselnüsse, 2 EL Rosinen, 2 EL gehackte Mandeln oder Walnüsse, 2 EL Honig

Zubereitung

Die Äpfel waschen (nicht schälen) und mit einem Apfelstecher das Kerngehäuse entfernen.
Die Haselnüsse mit den kleingehackten Rosinen, den Mandeln und dem Honig vermischen.
Die Masse in die Äpfel füllen.
Die Äpfel in eine gefettete Auflaufform setzen und bei 150°C etwa 30 bis 40 Minuten backen. Aufpassen, daß die Äpfel nicht platzen.
Dazu gibt es entweder eine Schokoladensoße oder eine Vanillesoße oder beides.

Bananenkuchen

Zutaten

50 g Butter oder Margarine, 2 Eier, 100 g Honig, 400 g Bananen, 250 g Weizen oder Dinkel, 1 TL Backpulver, 100 g Haselnüsse, 50 g Milch
Zum Garnieren:
2 Bananen, Saft einer halben Zitrone

Zubereitung

Die Bananen pürieren und zusammen mit den Eiern und dem Honig schaumig rühren.
Den Weizen fein mahlen, mit dem Backpulver mischen und zusammen mit den gemahlenen Haselnüssen und der Milch zur Schaummasse geben.
Alle Zutaten zu einem nicht zu festen Rührteig verarbeiten. Eine Pie- oder Springform einfetten, den Teig einfüllen und glattstreichen.
Für die Garnierung die Bananen der Länge nach halbieren, mit dem Zitronensaft beträufeln, damit sie nicht braun werden, und in den Teig drücken. Die Form auf die mittlere Leiste in den kalten Backofen schieben und den Teig bei 180°C etwa 60 Minuten backen. Eventuell in den letzten 10 Minuten den Kuchen mit Alufolie abdecken, damit er nicht zu braun wird.

Sahne-Schwäne   *(Farbtafel 6)*

Zutaten

250 g Milch, 60 g Butter, 150 g Weizen, 3 Eier, 1 EL Honig, 1/4 TL Vanille
Zum Füllen:
250 g Sahne, 1/4 TL Vanille, etwas Honig nach Geschmack

Zubereitung

Die Milch mit der Butter aufkochen.
Den frisch gemahlenen Weizen auf einmal hineinschütten.
Auf kleiner Flamme möglichst schnell zu einem glatten Kloß rühren, bis sich der Teig vom Topf löst und sich ein weißer Belag am Boden des Topfes bildet.
Anschließend Ei für Ei unter die Masse rühren und den Teig mit dem Honig und der Vanille würzen.

Die Masse 1/2 Stunde bei Zimmertemperatur ruhen lassen.

Den Backofen auf 220°C vorheizen, das Backblech einfetten und den Teig in einen Spritzbeutel mit großer Tülle füllen. Auf das Backblech zunächst 8 Ovale spritzen, anschließend auf jedes Oval ein zweites, etwas kleineres Oval spritzen. Zusätzlich für die Schwanenhälse noch 8 etwa 6 cm große »S« spritzen. Das Blech auf die mittlere Leiste in den heißen Backofen schieben. Nach 15 bis 20 Minuten die Schwanenhälse herausnehmen und auf einem Kuchengitter auskühlen lassen. Die Ovale noch etwa 10 Minuten länger backen.

Aus dem Ofen nehmen und sofort von jedem Oval einen Deckel abschneiden und das Gebäck auskühlen lassen.

Die Sahne steif schlagen, mit der Vanille und eventuell dem Honig würzen und auf die Unterseite füllen.

Die Deckel längs halbieren und als Flügel in die Sahne stecken. Zum Schluß die Schwanenhälse ebenfalls in die Sahne stecken.

Bunt gemischte Törtchen

(Farbtafel 6)

Ich verwende für diese Törtchen, die im Handumdrehen zubereitet sind, kleine Papierförmchen, die es im Handel zu kaufen gibt.

Zutaten

125 g Butter, 120 g Honig, 2 Eier, abgeriebene Schale einer unbehandelten Zitrone, 300 g Weizen, 2 TL Backpulver, 1/8 l Milch (eventuell etwas mehr)

Außerdem:

150 bis 200 g rote Johannisbeeren oder andere Beeren, oder 200 g Kirschen oder 200 g Äpfel, oder 2 gestr. EL Carob oder Kakao, oder 100 g Rosinen oder 100 g Nüsse

Zubereitung

Die Butter mit dem Honig und den Eiern schaumig rühren.

Die Zitronenschale, das Backpulver und den fein gemahlenen Weizen dazugeben.

Nach und nach die Milch in die Schüssel gießen und alle Zutaten sorgfältig zu einem nicht zu festen Teig verrühren.

Ganz nach Geschmack von den oben angegebenen Früchten unter den Teig rühren. Selbstverständlich können Sie auch in einem Backvorgang verschiedene Törtchen backen. In diesem Fall muß die Mengenangabe für die Füllung nur entsprechend verkleinert werden. Die Papierförmchen halbvoll mit Teig füllen, auf ein Backblech stellen und auf der mittleren Leiste bei 200°C etwa 20 bis 25 Minuten backen. Der Teig reicht für etwa 20 Törtchen.

Gebackene Mäuschen

(Farbtafel 6)

Zutaten
500 g Weizen, 4 EL Honig, 1 Ei, 1 Eigelb, 75 g Butter, 75 g Quark oder Joghurt, abgeriebene Schale einer unbehandelten Zitrone, 1 TL Zimt, 100 g Milch (eventuell etwas mehr), 40 g Hefe, 150 bis 200 g Marzipanrohmasse
Für jede Maus:
2 abgezogene Mandeln, 2 Rosinen, 1 Stückchen Bindfaden

Zubereitung
Das Ei, das Eigelb, die Butter und den Quark mit dem Honig schaumig rühren und mit dem Zimt und der abgeriebenen Zitronenschale würzen.
Den Weizen fein mahlen.
Die Hefe in der lauwarmen Milch auflösen. Beides zu der Masse geben und mit dem Knethaken des Handrührgerätes zu einem weichen Teig verkneten, der nicht mehr kleben sollte. Diesen an einem warmen Ort etwa eine Stunde gehen lassen, bis sich sein Volumen fast verdoppelt hat.
Aus der Marzipanrohmasse 16 Kugeln formen. Den Hefeteig noch einmal gut durchkneten und ebenfalls in 16 Portionen unterteilen.
Um jede Marzipankugel mit einer Teigportion ein etwas spitz zulaufendes Ei formen und auf ein gefettetes Backblech setzen. Als Schwanz ein Stück dicken Bindfaden in das »Ei« stecken. Die Mäuschen mit 2 abgezogenen Mandeln als Ohren und 2 Rosinen als Augen verzieren.
Das Blech auf die mittlere Leiste in den auf 200°C vorgeheizten Backofen schieben und die Mäuschen etwa 25 bis 30 Minuten backen. Auf einem Kuchengitter auskühlen lassen und frisch servieren. Die Mäuschen eignen sich auch sehr gut zum Einfrieren.

Hamburger vegetarisch

Zutaten
50 g ganzer Grünkern, 80 g grob geschroteter Grünkern, 1/2 l Wasser, 1 Gemüsebrühwürfel, 1 Ei, 1 kleine Zwiebel, 40 g gehackte Walnüsse, 50 g geriebener Käse, 1 Bund Petersilie, 1 TL Majoran, Kräutersalz und frisch gemahlener Pfeffer, eventuell bis zu 5 EL Vollkornbrösel

Zubereitung
Das Wasser zusammen mit dem Gemüsebrühwürfel in einem Topf zum Kochen bringen.
Den ganzen Grünkern einrühren und 10 Minuten auf kleiner Flamme kochen lassen. Anschließend den grob geschroteten Grünkern unter Rühren dazugeben und alles etwa 20 Minuten auf kleiner Flamme ausquellen lassen. (Aufpassen, daß die Masse nicht anbrennt!)
Unter die abgekühlte Masse das Ei, die gehackten Walnüsse, den Käse und die Zwiebelwürfel mengen. Kräftig mit den Gewürzen abschmecken. Falls erforderlich, noch die Vollkornbrösel unter den Teig mischen.
4 bis 8 Hamburger formen und diese in heißem Fett in der Pfanne knusprig braten. Wenden Sie Ihre Hamburger nicht zu früh, denn sonst könnten sie leicht zerfallen.

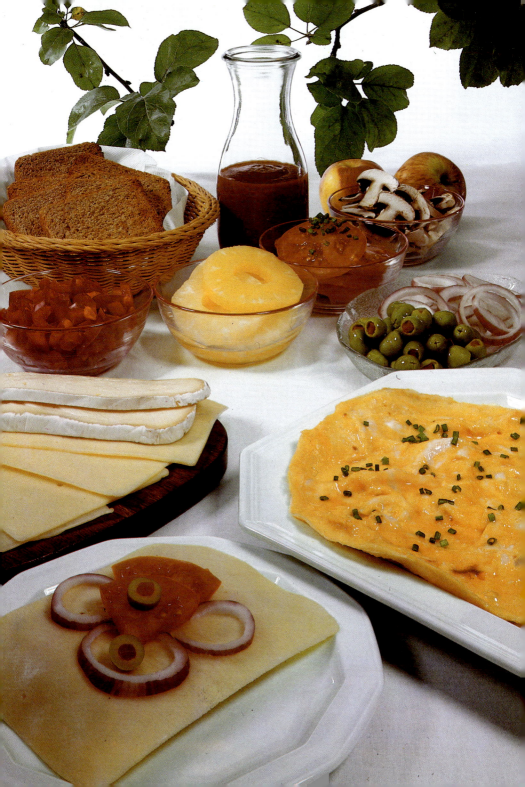

Farbtafel 7:
Ein Toastbuffet für das Abendessen (Rezepte Seite 66)

Quarkburger

Zutaten
1 Portion Hamburger
(wie bereits beschrieben),
4 bis 8 Vollkornbrötchen
(je nach Größe), 200 g Kräuterquark,
4 Gewürzgurken, 2 Tomaten,
1 Zwiebel

Zubereitung
Die Hamburger, wie beschrieben, zubereiten.
Die Vollkornbrötchen durchschneiden und den Quark darauf verteilen.
Die Tomaten, die Gewürzgurken und die Zwiebel in dünne Scheiben schneiden und zusammen mit den Grünkern-Hamburgern auf die Brötchen schichten.

Greenburger (Farbtafel 6)

Zutaten
1 Portion Hamburger
(wie bereits beschrieben),
2 EL Sesam, 4 EL Öl, 400 g Spinat,
1 kleine Zwiebel, Kräutersalz, Pfeffer und Muskat, 2 rote Paprikaschoten,
100 g Schafskäse,
4 bis 8 Vollkornbrötchen

Zubereitung
Die Hamburger, wie beschrieben, zubereiten.
4 bis 8 Hamburger formen, im Sesam wälzen und in dem heißen Öl knusprig braten.
Den Spinat waschen und verlesen.
Die kleingeschnittene Zwiebel in dem heißen Fett glasig dünsten, den tropfnassen Spinat dazu geben, 5 Minuten auf kleiner Flamme garen. Wenn er zusammengefallen ist, mit Kräutersalz, Pfeffer und Muskat würzen.
Die Brötchen aufschneiden.
Jeweils mit dem abgetropften Spinat, dem Schafskäse, den Hamburgern und den in Streifen geschnittenen Paprikaschoten belegen.
Die Brötchendeckel obendrauf setzen.

Cheeseburger

Zutaten
1 Portion Hamburger
(wie bereits beschrieben),
4 bis 8 Vollkornbrötchen,
4 Scheiben Käse, 2 EL Öl,
100 g Champignons,
frisch gemahlener Pfeffer,
Kräutersalz, Oregano,
1 große Tomate

Zubereitung
Die Hamburger, wie beschrieben, zubereiten und braten.
Die Brötchen aufschneiden, nach Geschmack noch mit Butter bestreichen, und die Hamburger auf jeweils eine Brötchenhälfte legen.
Mit den Käsescheiben bedecken und im heißen Backofen kurz überbacken.
In der Zwischenzeit die Champignons waschen, putzen, halbieren und im heißen Öl 5 Minuten andünsten.
Auf die überbackenen Brötchen verteilen, diese mit Tomatenschnitzen garnieren, mit den Gewürzen bestreuen und die Brötchendeckel aufsetzen.

Pizzagesichter

(Farbtafel 6)

Zutaten
Für den Teig:
*500 g Weizen, etwa 200 g Wasser,
20 g Hefe, 1 TL Salz, 1 TL Kümmel,
1/2 TL Koriander, 2 Eier, 3 EL Öl*
Für den Belag:
*500 g abgezogene Tomaten
(ersatzweise aus der Dose),
1 Gemüsebrühwürfel, 2 TL Majoran,
1 TL Thymian, 1 TL Basilikum,
Kräutersalz, frisch gemahlener
Pfeffer*
Zum Garnieren:
*Oliven, Champignons,
ein hartgekochtes Ei, Paprika,
Lauch oder Zwiebeln*

Zubereitung
Den Weizen fein mahlen.
Die Hefe in dem lauwarmen Wasser auflösen und zum Weizen gießen.
Zusammen mit dem Salz, dem Öl, den Eiern und den Gewürzen zu einem elastischen Teig verkneten. Diesen zugedeckt an einem warmen Ort etwa 1 Stunde gehen lassen, bis sich sein Volumen fast verdoppelt hat.
In der Zwischenzeit die Tomaten (bei der Verwendung von Dosentomaten den Saft abgießen) mit dem Zauberstab oder im Mixer pürieren und mit den Gewürzen und dem Gemüsebrühwürfel in 5 bis 10 Minuten zu einer dicken Soße kochen.
Das übrige Gemüse waschen, putzen und kleinschneiden.
Anschließend den gegangenen Hefeteig noch einmal gut durchkneten und in 8 bis 12 Stücke teilen. Jedes Teil zu einer Kugel formen, diese mit dem Handballen flach drücken und auf ein gefettetes Backblech setzen.
Auf jedes Gesicht die Tomatensoße streichen. Zum Beispiel mit Champignons die Augen, mit einem Lauchstreifen die Nase, mit einem Eiachtel den Mund und mit vielen dünnen Paprikastreifen die Haare legen.
Das Blech auf die unterste Leiste in den vorgeheizten Backofen schieben und die Gesichter bei 200°C etwa 25 Minuten backen.

Tomatenketchup selbstgemacht

Zutaten
*2,5 kg Suppentomaten,
500 g Zwiebeln, 1/4 l Essig,
4 EL Honig, 3 Lorbeerblätter,
1 TL Paprikapulver,
frisch gemahlener Muskat,
2 TL Thymian, 2 Stengel Liebstöckel,
1 Bund feingehackte Petersilie*
Im Mullsäckchen:
*1 TL Pfefferkörner, 1 TL Nelken,
1 TL Koriander*

Zubereitung
Die Tomaten waschen, vierteln und zusammen mit den feingehackten Zwiebeln, Kräutern und Gewürzen in einen breiten Topf geben.
Die festen Gewürze in ein Mullsäckchen geben, damit man sie später leichter entfernen kann.
Alles etwa 30 Minuten kochen.

Das Mullsäckchen herausnehmen, die Tomatenmasse durch ein Sieb streichen und unter Rühren in einem Topf zu einer dicken Masse einkochen.
Sofort in Gläser mit Schraubverschluß füllen und fest verschließen.

Piratenschatz

Zutaten
*etwa 1 kg Weißkohl oder große Mangoldblätter, Salzwasser,
1 bis 2 Portionen Hamburger vegetarisch, 200 g Oliven mit Paprika gefüllt, 250 g Möhren, 250 g Lauch, 250 g Paprika,
1/2 bis 1 l Gemüsebrühe*
Für die Teigrolle:
*250 g Weizen, 1/2 TL Salz,
100 bis 150 g lauwarmes Wasser,
20 g Hefe*

Zubereitung
Vom Weißkohl vorsichtig die Blätter ablösen, die dicken Rippen eventuell mit einem Nudelholz flach rollen, waschen und im kochenden Salzwasser etwa 3 Minuten blanchieren. Die Blätter sollten auf keinen Fall länger kochen, da sie sonst zu weich werden und sehr leicht zerreißen können.
Die blanchierten Weißkohl- oder Mangoldblätter abtropfen lassen.
Den Grünkern, wie beschrieben, zubereiten und ausquellen lassen.
Auf jedes Weißkohlblatt 1 bis 2 Eßlöffel von der Grünkernmasse geben. Die gefüllten Blätter zu kleinen Beutelchen formen und diese mit einem sehr langen Zwirnfaden fest zusammenbinden. (Für jedes Kind müssen Sie etwa 2 kleine Schatzbeutel herstellen.)
Die Oliven auf einem langen Zwirnfaden zu einer Kette aufspießen.
Das restliche Gemüse putzen, in Scheiben, Ringe und Stücke schneiden.
Ebenfalls bunt gemischt auf mehrere Zwirnfäden zu einzelnen Ketten aufreihen und festknoten.
In einen möglichst großen, feuerfesten Topf mit Deckel – sehr gut eignen sich gußeiserne Töpfe – die Schatzbeutel, die Olivenkette und die Gemüseketten legen. Dabei muß jeder Zwirnfaden sehr lang über den Rand herausragen.
Die Gemüsebrühe zugießen.
Aus den übrigen Zutaten eine Teigrolle herstellen.
Dafür den Weizen fein mahlen und mit dem Salz vermischen.
Die Hefe in dem lauwarmen Wasser auflösen, zum Getreide gießen und alle Zutaten zu einem glatten Teig verkneten.
Diesen etwa eine halbe Stunde an einem warmen Ort gehen lassen, bis sich sein Volumen fast verdoppelt hat.
Den Teig zu einer langen Rolle formen, die ungefähr den Umfang des Schatztopfes haben sollte. Ist Ihr Topf sehr groß, kann es sein, daß Sie die Zutaten für die Teigrolle verdoppeln müssen.
Anschließend die Teigrolle leicht abflachen, um den oberen Topfrand legen und den Deckel aufsetzen.
Die Rolle mit geheimnisvollen Zeichen oder ähnlichem einkerben, mit Wasser bestreichen und den Topf auf die unterste Leiste in den kalten Backofen schieben.
Bei 220° C etwa 30 bis 35 Minuten backen.

Serviert wird der Schatztopf auf einem feuerfesten Untersetzer. Jedes Kind erhält einen Suppenteller, einen Löffel und eine Gabel.

Helfen Sie beim Zertrümmern des Brotringes und öffnen Sie lieber den Topf, damit sich niemand verbrennt.

Die Kinder können dann die Schatzbeutel und Ketten herausziehen, dabei muß man ihnen eventuell beim Entfernen des Zwirns behilflich sein.

Zu den Schatzbeuteln, Gemüseketten und Brottrümmern gibt es entweder eine Tomatensoße (siehe Seite 41) oder Tomatenketchup (siehe Seite 82).

Servieren Sie dazu einen »Inselwein« (selbstgemachte Zitronenlimo oder eine Obstbowle).

Die Ernährung kranker Kinder

Die häufigsten Erkrankungen im Kindesalter sind (neben den klassischen Kinderkrankheiten) fieberhafte Infekte, die oft einen grippalen Ursprung haben, oder Magen- und Darmstörungen. Auf diese Erkrankungen soll hier das Augenmerk gerichtet werden, weil sie in den meisten Fällen ohne die Hilfe eines Arztes behandelt werden können.

Obwohl es heute durchaus üblich ist, auch schon bei Kindern jedes »Wehwehchen« mit Tabletten zu behandeln, und Fieber grundsätzlich mit Zäpfchen zu bekämpfen, sollten Sie sich darüber im klaren sein, daß dadurch langfristig das Immunsystem des kindlichen Körpers geschädigt und die eigenen Selbstheilungskräfte unterdrückt werden. Besser ist es, lediglich unterstützende Maßnahmen – unter Umständen auch in Absprache mit dem Arzt – für die Heilung zu ergreifen. Auf diese Weise erhält der Körper des Kindes die Chance, seine Abwehrkräfte zu mobilisieren und zu stärken und dadurch der Krankheit Herr zu werden. In Kauf nehmen muß man dabei allerdings meist, daß die Krankheit etwas länger dauert und mehr Mühe, Zeit und Geduld erfordert.

Dauern fieberhafte Erkrankungen länger als zwei bis drei Tage, ist also am dritten Tag noch keine spürbare Besserung eingetreten, oder ist von Anfang an das Allgemeinbefinden stark beeinträchtigt, sollten Sie unbedingt einen Arzt zu Rate ziehen.

Ernährung bei Fieber

Kinder haben oft sehr schnell sehr hohes Fieber. Es ist bei ihnen nicht so sehr Zeichen einer schweren Krankheit, sondern einer kräftigen Abwehr gegen die Krankheit.
Um die Heilung zu unterstützen, sollte das Kind soviel wie möglich trinken. Dazu eignen sich Tees oder verdünnte Fruchtsäfte ganz ausgezeichnet. Geben Sie dem Kind nie Milch, denn diese ist eher ein Lebensmittel als ein Getränk und belastet den Körper unnötig mit schwerer Verdauungsarbeit. Kindern, die bei Fieber über Kopfschmerzen und Benommenheit klagen, verschafft man außerdem durch kalte Abwaschungen und Wadenwickel Erleichterung.

Lindenblütentee

Der Lindenblütentee regt den Stoffwechsel an und fördert das Schwitzen. Er sollte möglichst heiß getrunken werden (erschrecken Sie nicht, dadurch kann das Fieber zunächst noch etwas ansteigen). Hat das Kind bereits sehr hohes Fieber, gibt man ihm den Tee lauwarm und nur halb so stark.

Zutaten
1 TL Lindenblüten, 1/4 l Wasser, nach Geschmack etwas Honig und Zitronensaft

Zubereitung
Die Lindenblüten mit dem kochenden Wasser überbrühen, 5 Minuten ziehen lassen und durch ein Sieb abgießen. 3 bis 5mal täglich eine halbe bis eine Tasse servieren.

Fruchtsäfte

Servieren Sie Ihrem Kind ganz nach seinem Geschmack verdünnte naturreine Fruchtsäfte. Pressen Sie diese entweder frisch aus (elektrischer Entsafter oder Zitronenpresse), oder kaufen Sie einen Süßmost ohne Zusätze.
Diese Getränke löschen den Durst und geben dem Körper leicht aufnehmbare Nährstoffe, Vitamine und andere Ergänzungsstoffe.
(Ein Fiebergetränk für Säuglinge finden Sie auf Seite 94.)

Rohes Obstmus

Zutaten
Frisches Obst nach Geschmack (es eignen sich fast alle Obstarten), Vollkornzwieback oder Weizenflocken

Zubereitung
Das Obst sorgfältig waschen, bei Bedarf schälen und entweder mit der Gabel zerdrücken oder auf einer Rohkostreibe reiben.
Unter den Obstbrei geriebenen Vollkornzwieback oder Weizenflocken mischen.

Gerstenschleim

Aufgrund ihrer Zusammensetzung führt die Gerste dem kindlichen Körper (auch dem des Erwachsenen) viele wertvolle Inhaltsstoffe zu und ist dabei sehr leicht verdaulich. Außerdem hat sie eine stark kühlende Wirkung und hilft so einzigartig gegen Fieber. Deshalb ist Gerstenschleim in den angelsächsischen Ländern seit langem ein altes Volksheilmittel. Er wird nicht nur bei Fieber, sondern auch bei Erkältungen, Magen- und Darmverstimmungen und zur Beruhigung gegeben.

Zutaten
50 g Gerste, 1 l Wasser

Zubereitung
Die Gerste mit dem Wasser aufkochen und 1/2 Stunde auf kleiner Flamme köcheln lassen.
Wer will, kann den Sud durch ein Sieb streichen und ganz nach Geschmack mit Zimt, Anis, Honig oder Fruchtsäften würzen.

Meist haben fiebernde Kinder keinen Hunger. Versuchen Sie nie sie zum Essen zu zwingen, weil Sie Angst haben, daß sie abnehmen und zu schwach werden könnten. Nutzen Sie vielmehr die natürliche Reaktion des Körpers, und belasten Sie ihn nicht mit unnötiger Verdauungsarbeit. Geben Sie Ihrem Kind auf keinen Fall Süßigkeiten, Schokolade oder ähnliches, denn diese Dinge erschweren den Kampf gegen die Krankheit. Wenn ihr Kind etwas essen möchte, servieren Sie ihm lieber Obst in roher oder gekochter Form, leichte Puddinge (mit möglichst wenig Milch zubereitet) oder Breie aus Hafer- oder anderen Getreideflocken. Diese Lebensmittel werden am besten mehrmals am Tag in sehr kleinen Portionen gegessen.

Meist stellt sich am 3. Tag der Appetit von allein wieder ein. Bis dahin hatte der Körper genügend Zeit, Abwehrkräfte für die Beseitigung der Krankheit zu bilden.

Haferflockenbrei

Zutaten
Süße Version:
1/4 l Fruchtsaft, 5 EL Haferflocken, 1 Prise Salz
Nach Geschmack:
etwas Honig und Zitronensaft

Zubereitung
Den Fruchtsaft mit den Haferflocken zum Kochen bringen, unter Rühren zwei Minuten weiterkochen und mit Salz, Honig und Zitronensaft abschmecken. Gleich servieren!

Zutaten
Salzige Version:
75 g Haferflocken,
1/2 l Gemüsebrühe,
1 sehr feingeschnittene Zwiebel,
Kräutersalz, 10 g Butter

Zubereitung
Die Gemüsebrühe mit der Zwiebel zum Kochen bringen. Die Haferflocken unter ständigem Rühren einstreuen und etwa 15 Minuten auf kleiner Flamme kochen lassen. Mit dem Kräutersalz und der Butter würzen.

Hilfe bei Erkältungskrankheiten

Huflattichtee

Huflattichtee wirkt krampflösend und fördert die Sekretion. Aus diesem Grunde können alle Arten von Husten durch ihn gelindert werden.

Zutaten
2 TL Huflattichblätter, 1/4 l Wasser, 1/2–1 TL Honig

Zubereitung
Die Huflattichblätter mit dem kochenden Wasser überbrühen, 10 Minuten ziehen lassen, durch ein Sieb abgießen und mit dem Honig süßen.
Geben Sie Ihrem Kind 3 bis 5mal täglich eine halbe bis eine Tasse voll warmen Tee.

Meine Hustenteemischung

Zutaten
je 1/2 TL Huflattichblätter, Spitzwegerichblätter, Thymian und Lindenblüten, 1 Prise Fenchel, 1/4 l Wasser, 1 TL Honig

Zubereitung
Den Tee wie einen Huflattichtee zubereiten und verabreichen. Dabei haben Spitzwegerichblätter und Thymian eine ähnliche Wirkung wie Huflattich. Lindenblüten wirken vorbeugend gegen Fieber, und Fenchel rundet den Geschmack ab.

Quarkwickel

Parallel zu den speziellen Hustentees können Sie Ihrem Kind einen sogenannten Quarkwickel machen. Er wirkt hustenlindernd, schleim- und krampflösend und erleichtert dadurch das Einschlafen sehr:
Legen Sie auf ein genügend großes, in Längsrichtung gefaltetes Frottiertuch eine Windel. Geben Sie auf die Windel eine etwa 10 cm breite und 1 cm dicke Quarkschicht. Die Länge des Quarkstreifens muß etwas kleiner als der Brustumfang Ihres Kindes sein. Der Quark wird mit einer weiteren Windel abgedeckt, das Kind auf den Wickel gelegt und das Frottiertuch um den Oberkörper gewickelt. Der Wickel soll mindestens eine Stunde einwirken.

Zwiebelwickel

Zwiebelwickel sind eine rasch wirkende erste Hilfsmaßnahme bei starken Ohrenschmerzen. Sie beseitigen schnell den akuten Schmerz.
Eine mittelgroße Zwiebel wird dafür sehr feingehackt und in ein Taschentuch gewickelt. Man legt das Taschentuch auf das schmerzende Ohr und bindet es mit einem Schal, den man über den Kopf führt, fest. Wenn Sie zusätzlich eine Wärmflasche auf das Ohr legen, wird die Wirkung noch gesteigert.

Hilfe bei Magen- und Darmerkrankungen

Apfeltage

Bei (fieberhaften) Darmkatarrhen mit Durchfall können Sie einen oder zwei Apfeltage einrichten. Die rohe Apfelmasse schiebt im Darm den Inhalt und die Giftstoffe nach außen. Das Pektin der Äpfel hat außerdem noch die Fähigkeit, die Giftstoffe zu binden. Auf diese Weise wird eine Art Desinfektion der Darmschleimhaut erreicht.
Und so wird es gemacht:
Reiben Sie einen Apfel auf einer Glasreibe(!) und servieren Sie ihn sofort. Das Kind darf so oft davon essen, wie es mag; aber bitte immer nur ganz kleine Portionen über den ganzen Tag verteilt.
Für Babys vermischt man 100 g geriebenen Apfel mit 50 g Tee.

Diese »Apfeldiät« bringt meist schon nach zwei Tagen den Durchfall zum Stillstand. Anschließend sollten Sie Ihrem Kind nicht gleich wieder normale Kost geben. Kochen Sie ihm zunächst einen Reisschleim oder Reisbrei (Reis wirkt gut bei Durchfall, Haferflocken eignen sich nicht, sie sind gut gegen Verstopfung und verdorbenen Magen), gekochte Möhren als Gemüse oder eine Möhrensuppe. Als Getränke sind Pfefferminz- und Kamillentee geeignet.

Möhrensuppe

Zutaten
*250 g Möhren, 1/2 l Wasser,
1 Gemüsebrühwürfel*

Zubereitung
Die Möhren werden gewaschen, bei Bedarf geschält, zerkleinert und in dem Wasser zusammen mit dem Gemüsebrühwürfel in 20 bis 30 Minuten weichgekocht. Anschließend streicht man sie durch ein Sieb und serviert die Suppe.

Teefasten

Auch das Teefasten ist eine erste wichtige Maßnahme, wenn Babys, Kleinkinder und ältere Kinder unter Durchfallstörungen leiden. Bis zu 24 Stunden wird zur Entlastung des Magendarmkanals auf jegliche Nahrung verzichtet. Statt dessen erhält das Kind in der Flasche oder teelöffelweise einen Tee aus Brombeerblättern oder dünnen schwarzen Tee. Wenn es danach schon wieder etwas Nahrung zu sich nehmen kann, zeigt auch ein Tee aus getrockneten Heidelbeeren eine gute Wirkung.

Brombeerblättertee

Die Gerbstoffe, die im Brombeerblättertee enthalten sind, wirken stopfend, aus diesem Grund ist er der ideale Tee bei Durchfällen.

Zutaten
*1 TL Brombeerblätter,
1/4 l Wasser*

Zubereitung
Die Brombeerblätter mit dem kochenden Wasser überbrühen, 10 Minuten ziehen lassen, durch ein Sieb abgießen und dem Kind mit dem Löffel zu trinken geben. Es kann bis zu einem Liter Tee täglich trinken.

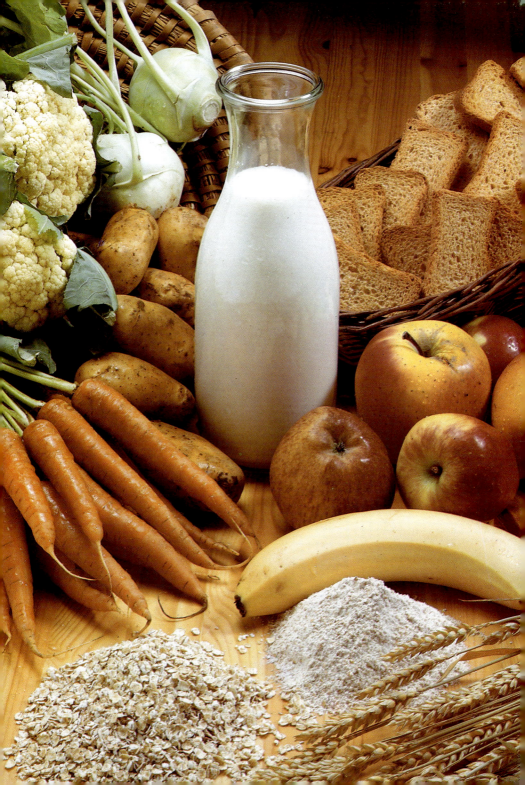

Farbtafel 8:
Breizutaten für die Säuglingsernährung (Rezepte ab Seite 92)

Heidelbeertee

Zutaten
2 TL getrocknete Heidelbeeren, 1/4 l Wasser

Zubereitung
Die Heidelbeeren mit dem Wasser ansetzen, zum Kochen bringen und 10 Minuten auf kleiner Flamme köcheln lassen. Danach durch ein Sieb gießen. Dreimal täglich eine Tasse servieren.
Akute Magenverstimmungen können ebenfalls mit Teefasten behandelt werden. Dabei wird mehrmals am Tag eine Tasse ungesüßter Kamillen- oder Pfefferminztee verabreicht.

Kamillentee

Zutaten
1 TL Kamillenblüten, 1/4 l Wasser

Zubereitung
Die Kamillenblüten mit dem kochenden Wasser überbrühen, 10 Minuten ziehen lassen, durch ein Sieb abgießen und servieren.

Pfefferminztee

Pfefferminztee wird ebenfalls aus einem Teelöffel Blätter zubereitet. Er sollte als Tee allein (also ungemischt) nicht länger als eine Woche ständig getrunken werden. Er hat sich besonders gut nach Erbrechen bewährt. Geben Sie Ihrem Kind frühestens 4 bis 6 Stunden, nachdem kein Erbrechen mehr stattgefunden hat, alle 5 Minuten teelöffelweise Pfefferminztee. Danach erst kann man dem Kind langsam feste Nahrung wie Vollkornzwieback usw. geben.

Backpflaumen

Mit Hilfe von getrockneten Pflaumen können Sie eine vorübergehende Darmträgheit oder Verstopfung Ihres Kindes beseitigen. Denn diese haben eine stark abführende Wirkung und sind für Kinder ab dem 3. Lebensjahr geeignet.
Getrocknete Pflaumen sind eine Hilfe im Notfall, am besten beseitigen lassen sich Verdauungsprobleme jedoch mit einer Umstellung auf Vollwertkost. Denn zum Beispiel Vollkornbrot, Müsli und Joghurt enthalten natürliche Quellmittel, die die Eigenbewegungen des Darms anregen. Achten Sie außerdem darauf, daß Ihr Kind genügend trinkt.

Und so wird es gemacht:
2 bis 3 getrocknete Pflaumen, Wasser zum Einweichen

Die getrockneten Pflaumen werden über Nacht in Wasser eingeweicht und dem Kind vor dem Frühstück zum Essen gegeben. Achten Sie darauf, daß es sie langsam und gründlich kaut.

Säuglingsernährung – Was ist das beste für die neuen Erdenbürger?

Trotz bedrohlicher Meldungen über viel zu hohe Schadstoffkonzentrationen in der Muttermilch empfehlen Wissenschaftler, Ärzte und Psychologen nach wie vor die Muttermilch als beste und sicherste Ernährung für den kleinen Säugling. Muttermilch sorgt durch ihre optimale Zusammensetzung für ein gutes Gedeihen des Babys, für eine gesunde Haut und einen stabilen Wasserhaushalt. Sie belastet seinen Stoffwechsel nur minimal und schützt durch ihre Immunfaktoren vor Infektionen und Allergien und fördert schließlich auch noch das Kieferwachstum. Trotz dieser Pluspunkte bleibt aber unbestritten, daß unsere Kinder heute mit verseuchter Muttermilch (später dann mit schadstoffreichen Lebensmitteln) großgezogen werden. Schwedische und deutsche Untersuchungen zu Rückständen in der Muttermilch (vgl. zum Beispiel Natur 3/85) haben zwar gezeigt, daß individuelle Maßnahmen geringfügige Verbesserungen bringen können: So enthielt beispielsweise die Milch von Müttern, die sich lactovegetarisch ernährten und biologisch erzeugte Lebensmittel bevorzugten, deutlich weniger Pestizide und Weichmacher (PCB). Eine erhebliche Verbesserung kann sicher aber nur dann eintreten, wenn ein Verbot aller uns Menschen bedrohenden Giftstoffe politisch durchgesetzt wird.

Was machen nun die Mütter, die ihr Kind nicht oder nicht mehr stillen können? Für sie bietet die Industrie eine Fülle von Säuglingsfertignahrung an. Trotz aller Reklame, Hinweise auf die Angepaßtheit an die Muttermilch, auf die Zugabe von Vitaminen usw., darf aber nicht übersehen werden, daß diese Säuglingsnahrung aus Milchpulver besteht, einem Fertigprodukt, das vielfältig behandelt und daher nicht mehr »lebendig« ist. Zusätzlich können sich auch noch Probleme ergeben, wenn dieses Milchpulver mit Leitungswasser angerührt wird. Wenn nämlich der Nitratgehalt des Wassers zu hoch ist (50 mg pro Liter sind zur Zeit die festgelegte Höchstmenge), besteht für Säuglinge die akute Gefahr der lebensgefährlichen Blausucht. Kinderärzte, die nach einer biologischen Ganzheitsmedizin praktizieren, empfehlen daher frische Milch, falls das Kind nicht gestillt werden kann. Diese wird je nach Alter des Säuglings mit einem Getreideschleim verdünnt (siehe Rezept). Mit dieser Nahrung gedeihen auch Flaschenkinder ganz ausgezeichnet.

Alle Kinder, die nicht ausschließlich Muttermilch erhalten, bekommen ab der 6. Woche zusätzlich, zunächst in sehr kleinen Mengen, frischen Obst- bzw. frisch gepreßten Gemüsesaft. Ab dem 4. bis 5. Monat wird eine Flaschenmahlzeit durch Gemüsebrei ersetzt.

Ein Getreidebrei aus Vollmilch (eventuell mit Obst) löst dann ab dem 6. Monat die zweite Flaschenmahlzeit ab. Der Säugling bekommt jetzt in der Regel 4 Mahlzeiten: morgens die Flasche, mittags einen Gemüsebrei, nachmittags die Flasche und abends einen Getreidebrei aus Vollmilch mit frischem Obst.

Hat das Kind zwischendurch noch Hunger, wird ihm eine milchfreie Mahlzeit, aus zerdrücktem Obst mit Vollkornzwieback oder Getreideflocken vermischt, gereicht.

Allmählich stellen sich die ersten Zähnchen ein, und das Kind benötigt etwas zum Beißen. Wenn es etwa 10 Monate alt ist, sollte man ihm trockenes Vollkornbrot (ersetzt den Beißring) und Apfelschnitze zum Kauen geben. Es lernt allmählich aus der Tasse zu trinken, so daß auch die Nachmittagsflasche entfallen kann.

Wenn es dann seinen 1. Geburtstag gefeiert hat, kann es allmählich zum Mitesser am Familientisch werden. Jetzt ist es Zeit, ihm auch seine Morgenflasche abzugewöhnen.

Grundsätzlich sollten Sie in den ersten Lebensjahren besonders darauf achten, daß die Gerichte für Babys und Kleinkinder nicht gesüßt oder gesalzen werden.

Zucker ist Schuld an dem Auftreten vieler Zivilisationskrankheiten; daher ist es unverantwortlich, wenn zum Beispiel manche Obstgläschen mit bis zu 4 Teelöffel Zucker gesüßt werden. Dadurch werden die Kinder schon in der Wiege an einen süßen Geschmack gewöhnt, den man später nur schwer umgewöhnen kann.

Der übermäßige Salzverbrauch trägt unter anderem dazu bei, daß viele Erwachsene unter Herz-Kreislauf-Erkrankungen leiden. Die Fertiggerichte für Kleinkinder werden ebenfalls unnötigerweise gesalzen (ein Zugeständnis an den Geschmack der Eltern). Muttermilch ist aber von Natur aus sehr salzarm, weil Salz die Nieren des Babys stark belastet. Verzichten Sie daher auch aus diesen Gründen – wann immer es geht – auf Gläschennahrung und kochen Sie lieber selbst.

Zum Abschluß noch ein Hinweis, der zwar nicht unmittelbar mit der Ernährung zu tun hat, für das gute Gedeihen des Säuglings aber wichtig ist: Durch »passives Rauchen« nimmt ein Säugling so viele Giftstoffe zu sich, als hätte er selbst mehrere Zigaretten geraucht. Welche Auswirkungen dies hat, haben Untersuchungen ergeben: Diese Kinder haben um 50 Prozent häufiger Erkrankungen der Atmungsorgane.

Schrotmilch nach Prof. Dr. Mommsen

Wegen des hohen Gehaltes an Eiweiß gibt man dem jungen Säugling, wenn er nicht gestillt wird, stets eine verdünnte Kuhmilch. Bis Anfang des 2. Monats gibt man diese als »Halbmilch«, zur Verdünnung setzt man Getreideschleim zu. Ab dem 3. Monat beginnt man dann auf eine »Zweidrittelmilch« umzustellen, und ab dem 8. Monat kann das Kind dann als morgendliche Flasche eine Vollmilch mit Vollkornnahrung erhalten.

Hier das Rezept für eine Tagestrinkmenge von etwa 600 g. Es werden fünf Flaschen zu je 125 g zubereitet.

Zutaten

80 g Weizen, 160 g Wasser, 325 g Wasser, 325 g Milch (am besten Roh- oder Vorzugsmilch)

Zubereitung

Den Weizen mittelfein schroten und mit 160 g Wasser zu einem Brei verrühren. Diesen etwa 2 bis 8 Stunden stehenlassen. Danach den Brei mit 325 g Wasser übergießen und unter mehrmaligem Umrühren

auf kleiner Flamme in 5 bis 10 Minuten zu einem zähen Brei kochen.
Diesen etwa 5 Minuten abkühlen lassen und anschließend unter ständigem Rühren 325 g Milch (am besten rohe) dazuschütten. Die »Schrot-Wasser-Milch-Mischung« in ein Haarsieb füllen, das man zweckmäßigerweise auf eine Kanne gesetzt hat, und mit Hilfe eines flachen Holzlöffels durchpressen.
Den im Haarsieb verbleibenden Rest anderweitig in der Küche verwenden.
Die durchgesiebte Flüssigkeit in 5 Flaschen abfüllen, verschließen und im Kühlschrank aufbewahren. Vor dem Trinken die Flasche im Wasserbad auf Trinkwärme aufwärmen (eventuell mit einer Messerspitze Honig süßen).

Obst- und Gemüsesaft

Ärzte empfehlen, den Kindern, die nicht ausschließlich Muttermilch bekommen, ab der 6. bis 8. Lebenswoche zusätzlich 1mal am Tag Obst- oder Gemüsesaft zu geben. Dabei gibt man dem kleinen Säugling zunächst 1/2 bis 1 Teelöffel voll Saft vor seiner Flaschenmahlzeit und steigert diese Portion langsam auf etwa 3 Eßlöffel pro Tag.
Zitrusfrüchte lassen sich für diesen Zweck schnell und problemlos auspressen. Man sollte sie allerdings nur einem Säugling geben, der nicht zum Wundsein neigt.
Alle anderen Obst- und Gemüsesorten werden am schnellsten und einfachsten mit Hilfe eines elektrischen Entsafters hergestellt. Gegebenenfalls können sie danach mit sehr wenig Honig gesüßt werden. Es eignen sich bei den Früchten fast alle Sorten, beim Gemüse haben sich besonders der Saft von Mohrrüben, rote Bete und Spinat bewährt.

Obstbrei (Farbtafel 8)

Der erste Obstbrei für den kleinen Säugling besteht aus einem Apfel oder einer Banane.
Dafür wird ein kleiner Apfel geschält, vom Kerngehäuse befreit und auf einer Glasreibe(!) gerieben. Er sollte sofort gefüttert werden.
Eine Banane wird mit einer Gabel zerdrückt, schaumig geschlagen und ebenfalls sofort gefüttert.
Bei größeren Säuglingen können Sie auch andere Obstsorten ausprobieren. Verwenden Sie dabei aber stets nur gut ausgereiftes Obst. Es ist bekömmlicher und außerdem ist bei reifem Obst ein zusätzliches Süßen in den meisten Fällen nicht mehr erforderlich. Ist Ihr Säugling sehr hungrig, mischen Sie ein paar Hafer- oder andere Getreideflocken unter den Brei.

Gemüsebrei (Farbtafel 8)

(Für Säuglinge ab dem 5. Monat)
Zutaten
150 g Möhren (nach Bedarf auch mehr), 50 g Kartoffeln, etwas Wasser, 1 Prise(!) Salz, 1 TL Butter

Zubereitung
Die Möhren und Kartoffeln waschen, schälen und in nicht zu kleine Stücke schneiden.

Mit wenig Wasser auf kleiner Flamme in 10 bis 20 Minuten weich kochen.
Anschließend das Gemüse durch ein Sieb streichen oder mit dem Zauberstab des Handrührgerätes pürieren. Bei größeren Säuglingen reicht auch ein Zerdrücken mit der Gabel.
Mit einer Prise(!) Salz und der Butter abschmecken.
Es ist für den Säugling durchaus nicht langweilig, jeden Tag Möhren essen zu müssen. Möhren werden von ihm in der Regel am besten vertragen und liefern viele wertvolle Inhaltsstoffe. Als Säuglingsgemüse eignen sich aber auch Kohlrabi, Blumenkohl, rote Bete, Schwarzwurzeln und Spinat. Kochen Sie es, wie oben beschrieben.

Getreidebrei (Farbtafel 8)

(Für Säuglinge ab dem 6. Monat)
Zutaten
*50 g Getreide
(Weizen, Hafer, Hirse, Gerste),
100 g Milch, 50 bis 100 g Milch
(nicht erhitzt), 1 TL Honig*

Zubereitung
Das Getreide grob mahlen und mit der Milch unter ständigem Rühren zu einem steifen Brei kochen. Etwas abkühlen lassen, die nicht erhitzte restliche Milch unterrühren und den Brei mit dem Honig süßen.
Der Brei kann auch aus Getreideflocken hergestellt werden.

Vollkornzwiebackbrei *(Farbtafel 8)*

Zutaten
*2 bis 4 Vollkornzwiebäcke
(je nach Größe),
100 bis 200 g heiße Milch,
1 TL Honig*
Nach Geschmack:
etwas Obst

Zubereitung
Die Vollkornzwiebäcke zerbröckeln, mit der heißen Milch übergießen und mit dem Honig süßen.
Ganz nach Bedarf etwas zerkleinertes oder zerdrücktes Obst hinzufügen.

Fencheltee

Fencheltee ist nicht nur für Säuglinge das ideale Teegetränk, sondern auch für alle anderen Altersstufen bestens geeignet. Er enthält krampf- und schleimlösende ätherische Öle und leistet deshalb bei Blähungen und Krämpfen des Verdauungssystems gute Hilfe.
Außerdem wirkt er auf Kinder beruhigend.

Zutaten
1 TL Fenchel, 1/4 l Wasser

Zubereitung
Die Fenchelsamen mit dem Löffel etwas zerquetschen, mit dem kochenden Wasser überbrühen und etwa 5 bis 10 Minuten ziehen lassen. Danach durch ein Sieb abgießen.
Brustkindern wird der Tee am besten mit einem Teelöffel gegeben, damit sie keine Bekanntschaft mit der Flasche machen.

Fencheltee braucht nicht gesüßt zu werden.

Fiebergetränk für Säuglinge

Zutaten
2 bis 3 EL Haferflocken (Gersten-, Weizen- oder Reisflocken), 1/2 l Wasser

Zubereitung
Die Haferflocken werden mit dem kalten Wasser aufgesetzt und unter leichtem Rühren einmal kurz aufgekocht.

Der fertige Schleim hält sich im Kühlschrank einen Tag.
Bei Bedarf wird der Schleim zu gleichen Teilen mit einem naturreinen Apfelsüßmost oder einem anderen Süßmost (nie mit Milch) gemischt und eventuell mit etwas Honig gesüßt.
Bei Fieber sollte man Kindern keine Milch verabreichen, weil diese den Verdauungsapparat unnötig belastet.

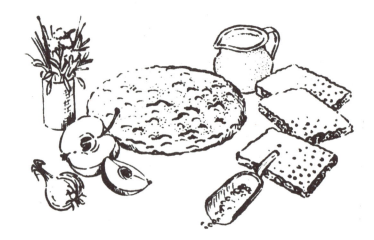

Rezeptverzeichnis

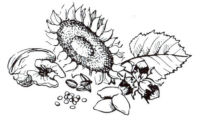

Apfelmus, rohes   77
Apfeltage   88
Ausstecherle   64
Avocadocreme   71

Backpflaumen   89
Bananenkuchen   78
Bananenschnee   55
Bananenshake   76
Béchamelsoße   42
Blechkartoffel   52
Bratäpfel   78
Brombeerblättertee   88
Brotaufstrich, süß   30
Butter, bunte   33
Buttermilchsuppe, sommerliche   46
Buttermilchwecken   29

Canelloni   43
Champignonfüllung für Ravioli   43
Cheeseburger   81

Dampfnudeln   49
Dickmilch mit Vollkornbrot   72
Dip, roter   38

Eisspezialitäten   58

Fencheltee   93
Fiebergetränk für Säuglinge   94
Fliederbeersuppe   45
Fruchteis   59
Früchtekugeln   63
Früchtereis   36
Früchtetee, roter   73
Fruchtjoghurt   57
Fruchtsäfte   85
Fruchtschnitten   63
Fruchtsoße, rohe   49

Gemüsebrei   92
Gemüsesaft   92
Gemüse-Sahne-Soße   42
Gerstenschleim   86
Getreide, gekochtes   48
Getreidebrei   93
Goffios   62
Gomasio   70
Granola   34
Greenburger   81
Grünkernsoße nach Bologneser Art   41

Haferflockenbrei   86
Hamburger, vegetarisch   80
Heidelbeertee   89
Hirsecreme   57
Hirseklößchen   44
Hirseküchlein   48
Hirsotto   47
Holunderbeersuppe   45
Holunder-Grog   74
Huflattichtee   87
Hustenteemischung   87

Joghurteis »Fürst Pückler Art«   59

Kamillentee   89
Kartoffel-Apfel-Auflauf   51
Kartoffelpüree   53
Kartoffelsalat, grüner   53
Käsecreme   71
Käse-Obst-Salat   69
Käse-Sahne-Nudeln   41
Knäckebrot, hausgemachtes   68
Kokostaler   61
Kräuterbutter   33
Kräuterdip   38

95

Lasagne 42
Lindenblütentee 85
Löffelbiskuit mit Hirse 60

Marmelade aus getrockneten Früchten 29
Marzipan 61
Marzipanbrote 62
Marzipankartoffeln 61
Marzipanfiguren 62
Marzipantaler 62
Mäuschen, gebackene 80
Möhrenbutter 33
Möhren-Mix 75
Möhrensuppe 88
Müsli, Frischkorn 27
Müslibuffet 28
Müslikekse 35

Nikolause 63
Nudeln, bunte 40
Nudelauflauf 50
Nudelsoßen 70ff.
Nudelsuppe mit Gemüse 45
Nußbutter 30
Nußdip 37
Nußeis 58

Obstaufstrich, roher 30
Obstbowle 75
Obstbrei 92
Obstkaltschale 54
Obstmus, rohes 85
Obstsaft 92
Obstsalat 57
Orangendip 38
Orangenlimo 75
Orangensorbet 59
Ostereier 62
Osterhasen 63

Pausenspießchen 35
Pellkartoffeln 52
Pfefferminztee 89
Piratenschatz 83
Pizzagesichter 82
Porridge mit ganzen Haferkörnern 48

Quark, bunter 70
Quarkburger 81
Quarkdip, süß 38

Quarkfüllung für Canelloni 44
Quark-Hirse-Auflauf 51
Quarkkugeln 71
Quarkspeise 56
Quarkwickel 87

Rauhreifäpfel 55
Ravioli 43
Risipisi 47
Risotto 46
Roggenmischbrot 67
Rohkostbrote 70
Rohkostteller 69
Rohkostvariationen 39
Rosinenbrötchen 31
Rote Grütze 55

Sahne-Schwäne 78
Schnittlauchquark 71
Schokoflocken 60
Schokolade, heiße 73
Schokoladeneis 59
Schokoladenflammeri 57
Schokoladenglasur 62
Schokomakronenschnitten 60
Schrotmilch 91
Spinatfüllung für Ravioli 43
Suppennudeln 40

Teegetränk, tägliches 74
Teepunsch 74
Toastvariationen 66
Tomatenketchup 82
Tomatensoße 41
Törtchen, bunt gemischte 79
Trockenobst 62

Vanilleeis 58
Vanillesoße 77
Vollkornbrötchen, pikante 68
Vollkornmischbrot 32
Vollkornnudeln, selbstgemacht 39
Vollkornpfannkuchen 49
Vollkorntoastbrot 65
Vollkornzwiebackbrei 93

Wackelpeter 56
Waffeln 77

Zwiebelwickel 87

Gesamt-Programm
Stand Winter 1986

Essen und Trinken

Köstliche Suppen
für jede Tages- und Jahreszeit. (5122)
Von E. Fuhrmann, 64 S., 38 Farbfotos,
2 Zeichnungen, Pappband.
DM 14,80/S 119.–

Was koche ich heute?
Neue Rezepte für Fix-Gerichte. (0608)
Von A. Badelt-Vogt, 112 S., 16 Farbtafeln,
kart. **DM 9,80**/S 79.–

Kochen für 1 Person
Rationell wirtschaften, abwechslungsreich und schmackhaft zubereiten.
(0586) Von M. Nicolin, 136 S., 8 Farbtafeln, 23 Zeichnungen, kart.
DM 9,80/S 79.–

Schnell und individuell
Die raffinierte Single-Küche
(4266) Von F. Faist, 160 S., 151 Farbfotos, Pappband. **DM 24,80**/S 198.–

Gesunde Kost aus dem Römertopf
(0442) Von J. Kramer, 128 S., 8 Farbtafeln, 13 Zeichnungen, kart.
DM 8,80/S 74.–

Nudelgerichte
– lecker, locker, leicht zu kochen. (0466)
Von C. Stephan, 80 S., 8 Farbtafeln, kart.
DM 7,80/S 69.–

Lieblingsrezepte
Phantasievoll zubereitet und originell dekoriert. (4234) Hrsg. P. Diller. 160 S.,
120 Farbfotos, 34 Zeichnungen, Pappband. **DM 24,80**/S 198.–

Omas Küche und unsere Küche heute
(4089) Von J. P. Lemcke, 160 S., 8 Farbtafeln, 95 Zeichnungen, Pappband.
DM 24,80/S 198.–

Die besten Eintöpfe und Aufläufe
Das Beste aus den Kochtöpfen der Welt
(5079) Von A. und G. Eckert, 64 S.,
50 Farbfotos, Pappband.
DM 14,80/S 119.–

FALKEN-FEINSCHMECKER
Herzhaftes für Leib und Seele
Eintöpfe
(0820) Von P. Klein, 48 S., 30 Farbfotos, Pappband. **DM 9,80**/S 79.–

Schnell und gut gekocht
Die tollsten Rezepte für den Schnellkochtopf. (0265) Von J. Ley, 96 S.,
8 Farbtafeln, kart. **DM 7,80**/S 69.–

Kochen und backen im Heißluftherd
Vorteile, Gebrauchsanleitung, Rezepte.
(0516) Von K. Kölner, 72 S., 8 Farbtafeln,
kart. **DM 7,80**/S 69.–

Das neue Mikrowellen-Kochbuch
(0434) Von H. Neu, 64 S., 4 Farbtafeln,
16 s/w Zeichnungen, kart.
DM 6,80/S 59.–

Ganz und gar mit Mikrowellen
(4094) Von T. Peters, 208 S., 24 Farbfotos, 12 Zeichnungen, kart.
DM 29,80/S 239.–

FALKEN-FEINSCHMECKER
Schnell auf den Tisch gezaubert
Kochen mit Mikrowellen
(0818) Von A. Danner, 64 S., 52 Farbfotos, Pappband. **DM 9,80**/S 79.–

Haltbar machen durch
Trocknen und Dörren
Obst, Gemüse, Pilze, Kräuter
(0696) Von M. Bustorf-Hirsch, 32 S.,
42 Farbfotos, Spiralbindung.
DM 7,80/ S 69,–

Marmeladen, Gelees und Konfitüre
Köstlich wie zu Omas Zeiten – einfach selbstgemacht. (0720) Von M. Gutta,
32 S., 23 Farbfotos, 1 Zeichnung,
Pappband. **DM 7,80**/S 69,–

Einkochen
nach allen Regeln der Kunst. (0405) Von
B. Müller, 128 S., 8 Farbtafeln, kart.
DM 9,80/S 79.–

Einkochen, Einlegen, Einfrieren
(4055) Von B. Müller, 27 s/w.-Abb., kart.
DM 14,80/S 119.–

Das neue Fritieren
geruchlos, schmackhaft und gesund.
(0365) Von P. Kühne, 96 S., 8 Farbtafeln,
kart. **DM 9,80**/S 69.–

Weltmeister-Soßen
Die Krönung der feinen Küche. (0357)
Von G. Cavestri, 96 S., 4 Farbtafeln,
80 Zeichnungen, kart. **DM 9,80**/S 79.–

FALKEN-FEINSCHMECKER
Die Krönung der feinen Küche
Saucen
(0817) Von G. Cavestri, 48 S., 40 Farbfotos, Pappband. **DM 9,80**/S 79.–

Wildgerichte
einfach bis raffiniert. (5115) Von M.
Gutta, 64 S., 43 Farbfotos, Pappband.
DM 14,80/S 119.–

Geflügel
Die besten Rezepte aus aller Welt. (5050)
Von M. Gutta, 64 S., 32 Farbfotos, Pappband. **DM 14,80**/S 119.–

Mehr Freude und Erfolg beim **Grillen**
(4141) Von A. Berliner, 160 S., 147 Farbfotos, 10 farbige Zeichnungen, Pappband. **DM 24,80**/S 198.–

Grillen
Fleisch · Fisch · Beilagen · Soßen. (5001)
Von E. Fuhrmann, 64 S., 38 Farbfotos,
Pappband. **DM 14,80**/S 119.–

Chinesisch kochen
Schmackhafte Rezepte für die abwechslungsreiche Küche. (5011) Von A. und G.
Eckert, 64 S., 57 Farbfotos, Pappband.
DM 14,80/S 119.–

Chinesisch kochen
mit dem Wok-Topf und dem Mongolen-Topf. (0557) Von C. Korn, 64 S., 8 Farbtafeln, kart. **DM 7,80**/S 69.–

Schlemmerreise durch die
Chinesische Küche
(4184) Von Kuo Huey Jen, 160 S.,
117 Farbfotos, Pappband.
DM 24,80/S 198.–

Ostasiatische Küche
schmackhaft, bekömmlich und vielseitig.
(5066) Von T. Sozuki, 64 S., 39 Farbfotos,
Pappband. **DM 14,80**/S 119.–

Nordische Küche
Speisen und Getränke von der Küste.
(5082) Von J. Kürtz, 64 S., 44 Farbfotos,
Pappband. **DM 14,80**/S 119.–

Deutsche Küche
Schmackhafte Gerichte von der Nordsee
bis zu den Alpen. (5025) Von E. Fuhrmann, 64 S., 52 Farbfotos, Pappband.
DM 14,80/S 119.–

Essen in Hessen
Spezialitäten zwischen Schwalm und Odenwald
(0837) Von R. Witt, 120 S.,
10 s/w-Zeichnungen, Pappband.
DM 12,80/ S 99.–

Französisch kochen
Eine kulinarische Reise durch Frankreich.
(5016) Von G. Mutta, 64 S., 35 Farbfotos, Pappband. **DM 14,80**/S 119.–

Französische Küche
(0685) Von M. Gutta, 96 S., 16 Farbtafeln, kart. **DM 8,80**/S 74.–

Französische Spezialitäten aus dem Backofen
Herzhafte Tartes und Quiches mit Fleisch,
Fisch, Gemüse und Käse
(5146) Von P. Klein, 64 S., 43 Farbfotos,
Pappband. **DM 16,80**/139,–

Kochen und würzen mit **Knoblauch**
(0725) Von A. und G. Eckert, 96 S.,
8 Farbtafeln, kart. **DM 7,80**/S 69,–

Schlemmerreise durch die
Italienische Küche
(4172) Von V. Pifferi. 160 S., 109 Farbfotos, Pappband. **DM 24,80**/S 198.–

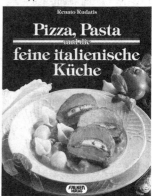

Pizza, Pasta und die feine italienische Küche
(4270) Von R. Rudatis, 120 S., 255 Farbfotos, Pappband. **DM 19,80**/S 159,–

Italienische Küche
Ein kulinarischer Streifzug mit regionalen Spezialitäten. (5026) Von M. Gutta,
64 S., 35 Farbfotos, Pappband.
DM 14,80/S 119.–

Köstliche Pizzas, Toasts, Pasteten
Schmackhafte Gerichte schnell zubereitet.
(5081) Von A. und G. Eckert, 64 S.,
46 Farbfotos, Pappband.
DM 14,80/S 119.–

Postfach 1120 · D-6272 Niedernhausen/Ts.   Tel. 0 61 27 / 70 20 · Telex 4186585 fves d

FALKEN-FEINSCHMECKER
Schlemmen wie bei Mamma Maria
Pizzas
(0815) Von F. Faist, 64 S., 62 Farbfotos, Pappband. **DM 9,80**/S 79.–

Köstliche Pilzgerichte
Rezepte für die meistvorkommenden Speisepilze. (5133) Von V. Spicker-Noack, M. Knoop, 64 S., 52 Farbfotos, Pappband. **DM 14,80**/S 119.–

Am Tisch zubereitet
Fondues, Raclettes, Flambieren. (4152) Von I. Otto, 208 S., 12 Farbtafeln, 17 s/w-Fotos, Pappband. **DM 24,80**/S 198.–

Köstliche Fondues
mit Fleisch, Geflügel, Fisch, Käse, Gemüse und Süßem. (5006) Von E. Fuhrmann, 64 S., 50 Farbfotos, Pappband. **DM 14,80**/S 119.–

Fondues
und fritierte Leckerbissen. (0471) Von S. Stein, 96 S., 8 Farbtafeln, kart. **DM 6,80**/S 59.–

Fondues · Raclettes · Flambiertes
(4081) Von R. Peiler und M.-L. Schult, 136 S., 15 Farbtafeln, 28 Zeichnungen, kart. **DM 6,80**/S 119.–

Neue, raffinierte Rezepte mit dem Raclette-Grill
(0558) Von L. Helger, 56 S., 8 Farbtafeln, kart. **DM 7,80**/S 69.–

Rezepte rund um Raclette und Hobby-Rechaud
(0420) Von J. W. Hochscheid, 72 S., 8 Farbtafeln, kart. **DM 7,80**/S 69.–

Fondues und Raclettes
(4253) Von F. Faist, 160 S., 125 Farbfotos, Pappband. **DM 24,80**/S 198.–

Kochen und Würzen mit
Paprika
(0792) Von A. u. G. Eckert, 88 S., 8 Farbtafeln, kart. **DM 8,80**/S 74.–

Kleine Kalte Küche
für Alltag und Feste. (5097) Von A. und G. Eckert, 64 S., 45 Farbfotos, Pappband. **DM 12,80**/S 99.–

Kalte Platten – Kalte Büfetts
rustikal bis raffiniert. (5015) Von M. Gutta, 64 S., 34 Farbfotos, Pappband. **DM 14,80**/S 119.–

Kalte Happen und Partysnacks
Canapés, Sandwiches, Pastetchen, Salate und Suppen. (5029) Von D. Peters, 64 S., 44 Farbfotos, Pappband. **DM 14,80**/S 119.–

Garnieren und Verzieren
(4236) Von R. Biller, 160 S., 329 Farbfotos, 57 Zeichnungen, Pappband. **DM 24,80**/S 198.–

Desserts
Puddings, Joghurts, Fruchtsalate, Eis, Gebäck, Getränke. (5020) Von M. Gutta, 64 S., 41 Farbfotos, Pappband. **DM 14,80**/S 119.–

Crêpes, Omeletts und Soufflés
Pikante und süße Spezialitäten. (5131) Von J. Rosenkranz, 64 S., 45 Farbfotos, Pappband. **DM 14,80**/S 119.–

Kuchen und Torten
Die besten und beliebtesten Rezepte. (5067) Von M. Sauerborn, 64 S., 79 Farbfotos, Pappband. **DM 14,80**/S 119.–

Tortenträume und Kuchenfantasien
Gebackene Köstlichkeiten originell dekoriert und verziert
(0823) Von F. Faist, 80 S., 150 Farbfotos, Pappband. **DM 19,80**/S 159.–

Schönes Hobby Backen
Erprobte Rezepte mit modernen Backformen. (0451) Von E. Blome, 96 S., 8 Farbtafeln, kart. **DM 7,80**/S 69.–

Backen, was allen schmeckt
Kuchen, Torten, Gebäck und Brot. (4166) Von E. Blome, 556 S., 40 Farbtafeln, Pappband. **DM 24,80**/S 198.–

Meine Vollkornbackstube
Brot · Kuchen · Aufläufe. (0616) Von R. Raffelt, 96 S., 4 Farbtafeln, 12 Zeichnungen, kart. **DM 6,80**/S 59.–

FALKEN-FEINSCHMECKER
Mit Körnern, Zimt und Mandelkern
Vollkorngebäck
(0816) Von M. Bustorf-Hirsch, 48 S., 39 Farbfotos, Pappband.
DM 9,80/S 79.–

Biologisch Backen
Neue Rezeptideen für Kuchen, Brote, Kleingebäck aus vollem Korn. (4174) Von M. Bustorf-Hirsch, 136 S., 15 Farbtafeln, 47 Zeichnungen, kart. **DM 14,80**/S 119.–

Selbst Brotbacken
Über 50 erprobte Rezepte. (0370) Von J. Schiermann, 80 S., 6 Zeichnungen, 4 Farbtafeln, kart. **DM 6,80**/S 59.–

Mehr Freude und Erfolg beim
Brotbacken
(4148) Von A. und G. Eckert, 160 S., 177 Farbfotos, Pappband.
DM 24,80/S 198.–

Brotspezialitäten
knusprig backen – herzhaft kochen. (5088) Von J. W. Hochscheid und L. Helger, 64 S., 48 Farbfotos, Pappband. **DM 14,80**/S 119.–

Weihnachtsbäckerei
Köstliche Plätzchen, Stollen, Honigkuchen und Festtagstorten. (0682) Von M. Sauerborn, 32 S., 36 Farbfotos, Pappband. **DM 7,80**/S 69.–

Waffeln
süß und pikant. (0522) Von C. Stephan, 64 S., 8 Farbtafeln, kart.
DM 6,80/S 59.–

Kochen für Diabetiker
Gesund und schmackhaft für die ganze Familie. (4132) Von M. Toeller, W. Schumacher, A. C. Groote, 224 S., 109 Farbfotos, 94 Zeichnungen, Pappband. **DM 29,80**/S 239.–

Neue Rezepte für Diabetiker-Diät
Vollwertig – abwechslungsreich – kalorienarm. (0418) Von M. Oehlrich, 120 S., 8 Farbtafeln, kart. **DM 9,80**/S 79.–

Schlemmertips für Figurbewußte
(0680) Von V. Kahn, 64 S., 8 Farbtafeln, kart. **DM 9,80**/S 79.–

Wer schlank ist, lebt gesünder
Tips und Rezepte zum Schlankwerden und -bleiben. (0562) Von R. Mainer, 80 S., 8 Farbtafeln, kart.
DM 8,80/S 74.–

Kalorien – Joule
Eiweiß · Fett · Kohlenhydrate tabellarisch nach gebräuchlichen Mengen. (0374) Von M. Bormio, 88 S., kart.
DM 6,80/S 59.–

Alles mit Joghurt
tagfrisch selbstgemacht. Mit vielen Rezepten. (0382) Von G. Volz, 88 S., 8 Farbtafeln, kart. **DM 7,80**/S 69.–

Gesund leben – schlank werden mit der
Bio-Kur
(0657) Von S. Winter. 144 S., 4 Farbtafeln, kart. **DM 9,80**/S 79.–

Miekes Kräuter- und Gewürzkochbuch
(0323) Von I. Persy und K. Mieke, 96 S., 8 Farbtafeln, kart. **DM 8,80**/S 74.–

Delikate Salate
für alle Gelegenheiten rund ums Jahr. (5002) Von E. Fuhrmann, 64 S., 50 Farbfotos, Pappband. **DM 14,80**/S 119.–

Das köstliche knackige Schlemmervergnügen.
Salate
(4165) Von V. Müller. 160 S., 80 Farbfotos, Pappband. **DM 24,80**/S 198.–

111 köstliche Salate
Erprobte Rezepte mit Pfiff. (0222) Von C. Schönherr, 96 S., 8 Farbtafeln, 30 Farbfotos, kart. **DM 8,80**/S 74.–

Rohkost
Schmackhafte Gerichte für die gesunde Ernährung. (5044) Von I. Gabriel, 64 S., 53 Farbfotos, Pappband.
DM 14,80/S 119.–

Joghurt, Quark, Käse und Butter
Schmackhaftes aus Milch hausgemacht. (0739) Von M. Bustorf-Hirsch. 32 S., 59 Farbabb., Pappband. **DM 7,80**/S 69.–

Die abwechslungsreiche
Vollwertküche
Vitaminreich und naturbelassen kochen und backen. (4229) Von M. Bustorf-Hirsch, K. Siegel, 280 S., 31 Farbtafeln, 78 Zeichnungen, Pappband.
DM 36,–/S 319.–

Alternativ essen
Die gesunde Sojaküche. (0553) Von U. Kolster, 112 S., 8 Farbtafeln, kart.
DM 9,80/S 79.–

Das Reformhaus-Kochbuch
Gesunde Ernährung mit hochwertigen Naturprodukten. (4180) Von A. u. G. Eckert, 160 S. 15 Farbtafeln, Pappband. **DM 29,80**/S 239.–

Gesund kochen mit Keimen und
Sprossen
(0794) Von M. Bustorf-Hirsch, 104 S., 8 Farbtafeln, 13 s/w-Zeichnungen, kart. **DM 8,80**/S 74.–

Die feine Vegetarische Küche
(4235) Von F. Faist, 160 S., 191 Farbfotos, Pappband. **DM 24,80**/S 198.–

Biologische Ernährung
für eine natürliche und gesunde Lebensweise. (4125) Von G. Leibold, 136 S., 15 Farbtafeln, 47 Zeichnungen, kart. **DM 14,80**/S 119.–

Gesunde Ernährung für mein Kind
(0776) Von M. Bustorf-Hirsch, 96 S., 8 Farbtafeln, 5 s/w Zeichnungen, kart. **DM 9,80**/S 79.–

Vitaminreich und naturbelassen
Biologisch Kochen
(4162) Von M. Bustorf-Hirsch und K. Siegel, 144 S., 15 Farbtafeln, 31 Zeichnungen, kart. **DM 14,80**/S 119.–

Gesund kochen
wasserarm · fettfrei · aromatisch. (4060) Von M. Gutta, 240 S., 16 Farbtafeln, Pappband. **DM 29,80**/S 239.–

Kräuter- und Heilpflanzen-Kochbuch
für eine gesunde Lebensweise. (4066) Von P. Pervenche, 143 S., 15 Farbtafeln, kart. **DM 14,80**/S 119.–

Pralinen und Konfekt
Kleine Köstlichkeiten selbstgemacht. (0731) Von H. Engelke, 32 S., 57 Farbfotos, Pappband. **DM 7,80**/S 69.–

FALKEN-FEINSCHMECKER
Zart schmelzende Versuchungen
Schokolade
(0819) Von J. Schroer, 48 S., 53 Farbfotos, Pappband. **DM 9,80**/S 79.–

Köstlichkeiten für Gäste und Feste
Kalte Platten
(4200) Von I. Pfliegner, 160 S., 130 Farbfotos, Pappband. **DM 24,80**/S 198,–

Kochen für Gäste
Köstliche Menüs mit Liebe zubereitet. (5149) Von R. Wesseler, 64 S., 40 Farbfotos, Pappband. **DM 14,80**/S 119,–

Das richtige Frühstück
Gesunde Vollwertkost vitaminreich und naturbelassen. (0784) Von C. Kratzel und R. Böll, 32 S., 28 Farbfotos, Pappband. **DM 7,80**/S 69.–

Bocuse à la carte
Französisch kochen mit dem Meister. (4237) Von P. Bocuse, 88 S., 218 Farbfotos, Pappband. **DM 19,80**/S 159,–
Auch als Video-Kassette erhältlich

Kochschule mit Paul Bocuse
(6016/VHS, 6017/Video 2000, 6018/Beta), 60 Min. in Farbe. **DM 69,–**/S 619,– (unverbindliche Preisempfehlung)

Natursammlers Kochbuch
Wildfrüchte und Gemüse, Pilze, Kräuter – finden und zubereiten. (4040) Von C. M. Kerler, 140 S., 12 Farbtafeln, kart. **DM 19,80**/S 159,–

Neue Cocktails und Drinks
mit und ohne Alkohol. (0517) Von S. Späth, 128 S., 4 Farbtafeln, kart., **DM 9,80**/S 79,–

Mixgetränke
mit und ohne Alkohol (5017) Von C. Arius, 64 S., 35 Farbfotos, Pappband. **DM 14.80**/S 119.–

Cocktails und Mixereien
für häusliche Feste und Feiern. (0075) Von J. Walker, 96 S., 4 Farbtafeln, kart. **DM 6,80**/S 59.–

Die besten Punsche, Grogs und Bowlen
(0575) Von F. Dingden, 64 S., 2 Farbtafeln, kart. **DM 6,80**/S 59.–

Weine und Säfte, Liköre und Sekt
selbstgemacht. (0702) Von P. Arauner, 232 S., 76 Abb., kart. **DM 16,80**/S 139,–

Mitbringsel aus meiner Küche
selbst gemacht und liebevoll verpackt. (0668) Von C. Schönherr, 32 S., 30 Farbfotos, Pappband. **DM 7,80**/S 69,–

Weinlexikon
Wissenswertes über die Weine der Welt. (4149) Von U. Keller, 228 S., 6 Farbtafeln, 395 s/w-Fotos, Pappband. **DM 29,80**/S 219,–

Heißgeliebter Tee
Sorten, Rezepte und Geschichten. (4114) Von C. Maronde, 153 S., 16 Farbtafeln, 93 Zeichnungen, Pappband. **DM 26,80**/S 218.–

Tee für Genießer
Sorten · Riten · Rezepte. (0356) Von M. Nicolin, 64 S., 4 Farbtafeln, kart. **DM 5,80**/S 49.–

Tee
Herkunft · Mischungen · Rezepte. (0515) Von S. Ruske, 96 S., 4 Farbtafeln, 16 s/w Abbildungen, Pappband. **DM 9,80**/S 79.–

Kinder lernen spielend backen
(5110) Von M. Gutta, 64 S., 45 Farbfotos, Pappband. **DM 14,80**/S 119,–

Kinder lernen spielend kochen
Lieblingsgerichte mit viel Spaß selbst zubereitet. (5096) Von M. Gutta, 64 S., 45 Farbfotos, Pappband. **DM 14,80**/S 119,–

Hobby

Aquarellmalerei
als Kunst und Hobby. (4147) Von H. Haack und B. Wersche, 136 S., 62 Farbfotos, 119 Zeichnungen, gebunden **DM 39,–**/S 319,–

Aquarellmalerei
Materialien · Techniken · Motive. (5099) Von T. Hinz, 64 S., 79 Farbfotos, Pappband. **DM 14,80**/S 119,–

Aquarellmalerei leicht gelernt
Materialien · Techniken · Motive. (0787) Von T. Hinz, R. Braun, B. Zeidler, 32 S., 38 Farbfotos, 1 Zeichnung, **DM 7,80**/S 69.–

Origami –
Die Kunst des Papierfaltens. (0280) Von H. Harbin, 160 S., 633 Zeichnungen, kart. **DM 9,80**/S 79,–

Hobby Origami
Papierfalten für groß und klein. (0756) Von Z. Aytüre-Scheele, 88 S., über 800 Farbfotos, kart. **DM 19,80**/S 159,–

Neue zauberhafte Origami-Ideen
Papierfalten für groß und klein. (0805) Von Z. Aytüre-Scheele, 80 S., 720 Farbfotos, kart. **DM 19,80**/S 159.–

Weihnachtsbasteleien
(0667) Von M. Kühnle und S. Beck, 32 S., 56 Farbfotos, 6 Zeichnungen, Pappband. **DM 7,80**/S 69,–

Falken-Handbuch Zeichnen und Malen
(4167) Von B. Bagnall, 336 S., 1154 Farbabb./ gebunden. **DM 68,–**/S 549.–

Naive Malerei
Materialien · Motive · Techniken (5083) Von F. Krettek, 64 S., 76 Farbfotos, Pappband. **DM 14,80**/S 119,–

Bauernmalerei
als Kunst und Hobby. (4057) Von A. Gast und H. Stegmüller, 128 S., 239 Farbfotos, 26 Riß-Zeichnungen, Pappband. **DM 39,–**/S 319,–

Hobby Bauernmalerei
(0436) Von S. Ramos und J. Roszak, 80 S., 116 Farbfotos und 28 Motivvorlagen, kart. **DM 19,80**/S 159,–

Bauernmalerei
Kreatives Hobby nach alter Volkskunst (5039) Von S. Ramos, 64 S., 85 Farbfotos, Pappband. **DM 14,80**/S 119,–

Glasmalerei
als Kunst und Hobby. (4088) Von F. Krettek und S. Beeh-Lustenberger, 132 S., 182 Farbfotos, 38 Motivvorlagen, Pappband. **DM 39,–**/S 319,–

Naive Hinterglasmalerei
Materialien · Techniken · Bildvorlagen (5145) Von F. Krettek, 64 S., 87 Farbfotos, 6 Zeichnungen, Pappband. **DM 16,80**/S 139,–

Glasritzen
Materialien · Formen · Motive. (5109) Von G. Mégroz, 64 S., 110 Farbfotos, 15 Zeichnungen, Pappband. **DM 14,80**/S 119.–

Kalligraphie
Die Kunst des schönen Schreibens (4263) Von C. Hartmann, 120 S., 44 Farbfotos, 29 s/w-Vorlagen, 2 s/w-Zeichnungen, 38 Farbfotos, Pappband. **DM 49,–**/S 398.–

Seidenmalerei als Kunst und Hobby
(4264) Von S. Hahn, 136 S., 256 Farbfotos, 1 s/w-Foto, 34 Farbzeichnungen, Pappband. **DM 39,–**/S 319,–

Kunstvolle Seidenmalerei
Mit zauberhaften Ideen zum Nachgestalten. (0783) Von I. Demharter, 32 S., 56 Farbfotos, Pappband. **DM 7,80**/S 74,–

Zauberhafte Seidenmalerei
Materialien · Techniken · Gestaltungsvorschläge. (0664) Von E. Dorn, 32 S., 62 Farbfotos, Pappband. **DM 7,80**/S 69,–

Hobby Seidenmalerei
(0611) Von R. Henge, 88 S., 106 Farbfotos, 28 Zeichnungen, kart. **DM 19,80**/S 159,–

Hobby Stoffmalerei und Stoffmalerei
(0555) Von A. Ursin, 80 S., 68 Farbfotos, 68 Zeichnungen, kart. **DM 19,80**/S 159,–

Stoffmalerei und Stoffdruck
Materialien · Techniken · Ideen · Modelle (5074) Von H. Gehring, 64 S., 110 Farbfotos, Pappband. **DM 14,80**/S 119,–

Batik
leicht gemacht. Materialien · Färbetechniken · Gestaltungsideen. (5112) Von A. Gast, 64 S., 105 Farbfotos, Pappband. **DM 14,80**/S 119,–

Textilfärben
Färben so einfach wie Waschen. (0693) Von W. Siegrist, P. Schärli, 32 S., 47 Farbfotos, 3 Zeichnungen, Spiralbindung. **DM 7,80**/S 69,–

Kreatives Bilderweben
Materialien · Vorlagen · Motive (0814) Von A. Schulte-Huxel, 32 S., 58 Farbfotos, 8 Zeichnungen, Pappband. **DM 9,80**/S 79.–

Flechten
mit Bast, Stroh und Peddigrohr. (5098) Von H. Hangleiter, 64 S., 47 Farbfotos, 76 Zeichnungen, Pappband. **DM 14,80**/S 119.–

Makramee
Knüpfarbeiten leicht gemacht. (5075) Von B. Pröttel, 64 S., 95 Farbfotos, Pappband. **DM 12,80**/S 99,–

Falken-Handbuch Häkeln
ABC der Häkeltechniken und Häkelmuster in ausführlichen Schritt-für-Schritt-Bildfolgen.
(4194) Von H. Fuchs, M. Natter, 288 S., 597 Farbfotos, 476 farbige Zeichnungen. Pappband. **DM 39,–**/S 319,–

Häkeln
Schritt für Schritt für Rechts- und Linkshänder. (5134) Von H. Klaus, 64 S., 120 Farbfotos, 144 Zeichnungen, Pappband. **DM 14,80**/S 119,–

Klöppeln
Schritt für Schritt leicht gelernt. (0788) Von U. Seiffer, 32 S., 42 Farb-, 1 s/w-Foto, 25 Zeichnungen, mit Klöppelbriefen, Pappband. **DM 9,80**/S 79,–

Sticken
Schritt für Schritt für Rechts- und Linkshänder. (5135) Von H. Werner, 64 S., 196 Farbfotos, 96 Zeichnungen, Pappband. **DM 14,80**/S 119,–

Monogrammstickerei
Mit Vorlagen für Initialen, Vignetten und Ornamente. (5148) Von H. Fuchs, 64 S., 50 Farbfotos, 50 Zeichnungen, Pappband. **DM 14,80**/S 119,–

Falken-Handbuch
Stricken
ABC der Stricktechniken und Strickmuster in ausführlichen Schritt-für-Schritt-Bildfolgen. (4137) Von M. Natter, 312 S., 106 Farb- und 922 s/w-Fotos, 318 Zeichnungen, Pappband.
DM 36,–/S 298,–

Bestrickend schöne Ideen
Pullover, Westen, Ensembles, Jacken
(4178) Von R. Weber, 208 S., 220 Farbfotos, 358 Zeichnungen, Pappband.
DM 29,80/S 239,–

Chic in Strick
Neue Pullover
Westen · Jacken · Kleider · Ensembles. (4224) Hrsg. R. Weber, 192 S., 25 Farbabb., Pappband. **DM 29,80**/S 239,–

Das moderne Standardwerk von der Expertin
Perfekt Stricken
Mit Sonderteil Häkeln
(4250) Von H. Jaacks, 256 S., 703 Farbfotos, 169 Farb- und 121 s/w-Zeichnungen, Pappband.
DM 29,80/ S 239,–

Videokassette Stricken
(6007/VHS, 6008/Video 2000, 6009/Beta). Von P. Krolikowski-Habicht, H. Jaacks, 51 Min., in Farbe.
DM 49,80/S 448,–
(unverbindliche Preisempfehlung)

Stricken
Schritt für Schritt für Rechts- und Linkshänder. (5142) Von S. Oelwein-Schefczik, 64 S., 148 Farbfotos, 173 Zeichnungen, Pappband. **DM 14,80**/S 119,–

Die schönsten Handarbeiten zum Verschenken
(4225) Von E. Wenzelburger, 128 S., 156 Farbfotos, 70 2-farbige Zeichnungen, Pappband. **DM 39,–**/S 319,–

Kuscheltiere stricken und häkeln
Arbeitsanleitungen und Modelle. (0734) Von B. Wehrle, 32 S., 60 Farbfotos, 28 Zeichnungen, Spiralbindung.
DM 7,80/S 69,–

Hobby Patchwork und Quilten
(0768) Von B. Staub-Wachsmuth, 80 S., 108 Farbabb., 43 Zeichnungen, kart.
DM 19,80/S 159,–

Hobby Spitzencollagen
Bezaubernde Motive aus edlem Material. (0847) Von H. Westphal, 80 S., 186 Farbfotos, kart. **DM 19,80**/S 159,–

Textiles Gestalten
Weben, Knüpfen, Batiken, Sticken, Objekte und Strukturen. (5123) Von J. Fricke, 136 S., 67 Farb- und 189 s/w-Fotos, 12 Zeichnungen, kart.
DM 16,80/S 139,–

Gestalten mit Glasperlen
fädeln · sticken · weben (0640) Von A. Köhler, 32 S., 55 Farbfotos, Spiralbindung, **DM 6,80**/S 59,–

Schmuck, Accessoires und Dekoratives
aus Fimo modelliert
(0873) Von A. Aurich, 32 S., 54 Farbfotos, Pappband. **DM 9,80**/S 79,–

Neue zauberhafte Salzteig-Ideen
(0719) Von I. Kiskalt, 80 S., 320 Farbfotos, 12 Zeichnungen, kart.
DM 19,80/S 159,–

Hobby Salzteig
(0662) Von I. Kiskalt, 80 S., 150 Farbfotos, 5 Zeichnungen, Schablonen, kart.
DM 19,80/S 159,–

Gestalten mit Salzteig
formen · bemalen · lackieren. (0613) Von W.-U. Cropp, 32 S., 56 Farbfotos, 17 Zeichnungen, Pappband.
DM 7,80/S 69,–

Originell und dekorativ
Salzteig mit Naturmaterialien
(0833) Von A. und H. Wegener, 80 S., 166 Farbfotos, kart. **DM 19,80**/S 159,–

Buntbemalte Kunstwerke aus Salzteig
Figuren, Landschaften und Wandbilder. (5141) Von G. Belli, 64 S., 165 Farbfotos, 1 Zeichnung, Pappband.
DM 14,80/S 119,–

Kreatives Gestalten mit Salzteig
Originelle Motive für Fortgeschrittene. (0769) Hrsg. I. Kiskalt, 80 S., 168 Farbfotos, kart. **DM 19,80**/S 159,–

Videokassette Salzteig
(6010/VHS, 6011/Video 2000, 6012/Beta) Von I. Kiskalt, Dr. A. Teuchert, in Farbe, ca. 35 Min. **DM 69,–**/ S 619,–
(Unverbindliche Preisempfehlung)

Tiffany-Spiegel selbermachen
Materialien · Arbeitsanleitung · Vorlagen. (0761) Von R. Thomas, 32 S., 53 Farbfotos, Pappband. **DM 7,80**/S 69,–

Tiffany-Schmuck selbermachen
Materialien · Arbeitsanleitung · Modelle (0871) Von B. Poludniak, H. W. Scheib, 32 S., 54 Farbfotos, 3 Zeichnungen, Pappband. **DM 9,80**/S 79,–

Tiffany-Lampen selbermachen
Arbeitsanleitung · Materialien · Modelle. (0684) Von I. Spliethoff, 32 S., 60 Farbfotos, Pappband. **DM 7,80**/S 69,–

Hobby Glaskunst in Tiffany-Technik
(0781) Von N. Köppel, 80 S., 194 Farbfotos, 6 s/w-Abb., kart.,
DM 19,80/S 159,–

Hobby Holzschnitzen
Von der Astholzfigur zur Vollplastik. (5101) Von H.-D. Wilden, 112 S., 16 Farbtafeln, 135 s/w-Fotos, kart.
DM 16,80/S 139,–

Bastelspaß mit der Laubsäge
Mit Schnittmusterbogen für viele Modelle in Originalgröße. (0741) Von L. Giesche, M. Bausch, 32 S., 61 Farbfotos, 7 Zeichnungen, Schnittmusterbogen, Pappband.
DM 9,80/S 79,–

Falken-Heimwerker-Praxis
Tapezieren
(0743) Von W. Nitschke, 112 S., 186 Farbfotos, 9 Zeichnungen, kart.
DM 19,80/S 159,–

Falken-Heimwerker-Praxis
Anstreichen und Lackieren
(0771) Von P. Müller, 120 S., 186 Farbfotos, 2 s/w Fotos, 3 Zeichnungen, kart.
DM 19,80/S 159,–

Falken-Heimwerker-Praxis
Fahrrad-Reparaturen
(0796) Von R. van der Plas, 112 S., 140 Farbfotos, 113 farbige Zeichnungen, kart. **DM 19,80**/S 159,–

Falken-Handbuch
Heimwerken
Reparieren und Selbermachen in Haus und Wohnung – über 1100 Farbfotos. Praktische Tips vom Profi: Selbermachen, Reparieren, Renovieren, Kostensparen.
(4117) Von Th. Pochert, 440 S., 1103 Farbfotos, 100 ein- und zweifarbige Abb., Pappband. **DM 49,–**/S 398,–

Restaurieren von Möbeln
Stilkunde, Materialien, Techniken, Arbeitsanleitungen in Bildfolgen.
(4120) Von E. Schnaus-Lorey, 152 S., 37 Farbfotos, 75 s/w Fotos, 352 Zeichnungen, Pappband. **DM 39,–**/ S 319,–

Möbel aufarbeiten, reparieren und pflegen
(0386) Von E. Schnaus-Lorey, 96 S., 28 Fotos, 101 Zeichnungen, kart.,
DM 9,80/S 79,–

Vogelhäuschen, Nistkästen, Vogeltränken mit Plänen und Anleitungen zum Selbstbau. (0695) Von J. Zech, 32 S., 42 Farbfotos, 5 Zeichnungen, Pappband. **DM 7,80**/S 69,–

Strohschmuck selbstgebastelt
Sterne, Figuren und andere Dekorationen (0740) Von E. Rombach, 32 S., 60 Farbfotos, 17 Zeichnungen, Pappband.
DM 7,80/S 69,–

Das Herbarium
Pflanzen sammeln, bestimmen und pressen. (5113) Von I. Gabriel, 96 S., 140 Farbfotos, Pappband.
DM 16,80/S 139,–

Gestalten mit Naturmaterialien
Zweige, Kerne, Federn, Muscheln und anderes. (5128) Von I. Krohn, 64 S., 101 Farbfotos, 11 farbige Zeichnungen, Pappband. **DM 14,80**/S 119,–

Blütenbilder aus Blumen und Blättern
Phantasievolle Naturcollagen.
(0872) Von G. Schamp, 32 S., 57 Farbfotos, 1 Zeichnung, Pappband.
DM 9,80/S 79,–

Dauergestecke
mit Zweigen, Trocken- und Schnittblumen. (5121) Von G. Vocke, 64 S., 57 Farbfotos, Pappband. **DM 14,80**/S 119,–

Ikebana
Einführung in die japanische Kunst des Blumensteckens. (0548) Von G. Vocke, 152 S., 47 Farbfotos, kart.
DM 19,80/S 159,–

Blumengestecke im Ikebanastil
(5041) Von G. Vocke, 64 S., 37 Farbfotos, viele Zeichnungen, Pappband.
DM 14,80/S 119,–

Hobby Trockenblumen
Gewürzsträuße, Gestecke, Kränze, Buketts. (0643) Von R. Strobel-Schulze, 88 S., 170 Farbfotos, Pappband.
DM 19,80/S 159,–

Hobby Gewürzsträuße
und zauberhafte Gebinde nach Salzburger Art. (0726) Von A. Ott, 80 S., 101 Farbfotos, 51 farbige Zeichnungen, kart. **DM 19,80**/S 159,–

Trockenblumen und Gewürzsträuße
(5084) Von G. Vocke, 64 S., 63 Farbfotos, Pappband. **DM 12,80**/S 99,–

Arbeiten mit Ton
Töpfern mit und ohne Scheibe.
(5048) Von J. Fricke, 128 S., 15 Farbtafeln, 166 s/w-Fotos, kart.
DM 14,80/S 119,–

Töpfern
als Kunst und Hobby. (4073) Von J. Fricke, 132 S., 37 Farbfotos, 222 s/w-Fotos, Pappband. **DM 39,–**/S 319,–

Schöne Sachen modellieren
Originelles aus Cernit – ideenreich gestaltet. (0762) Von G. Thelen, 32 S., 105 Farbfotos, Pappband.
DM 9,80/S 79,–

Die Preise entsprechen dem Status beim Druck dieses

Modellieren
mit selbsthärtendem Material. (5085)
Von K. Reinhardt, 64 S., 93 Farbfotos, Pappband. **DM 14,80**/S 119,–

Porzellanpuppen
Zauberhafte alte Puppen selbst nachbilden. (5138) Von C. A. und D. Stanton, 64 S., 58 Farbfotos, 22 Zeichnungen, Pappband. **DM 16,80**/S 139,–

Marionetten
entwerfen · gestalten · führen (5118) Von A. Krause und A. Bayer, 64 S., 83 Farbfotos, 2 s/w-Fotos, 40 Zeichnungen, Pappband. **DM 14,80**/S 119,–

Stoffpuppen
Liebenswerte Modelle selbermachen. (5150) Von I. Wolff, 56 S., 115 Farbfotos, 15 Zeichnungen, mit Schnittmusterbogen, Pappband. **DM 16,80**/S 139,–

Hobby Puppen
Bezaubernde Modelle selbst gestalten. (0742) Von B. Wenzelburger, 88 S., 163 Farbfotos, 41 Zeichnungen, 11 Schnittmuster, kart.
DM 19,80/S 159,–

Puppen und Figuren aus Kunstporzellan
gießen, bemalen und gestalten. (0735) Von G. Baumgarten, 32 S., 86 Farbfotos, Pappband. **DM 9,80**/S 79,–

Selbstgestrickte Puppen
Materialien und Arbeitsanleitungen. (0638) Von B. Wehrle, 32 S., 23 Farbfotos, 24 Zeichnungen, Pappband.
DM 9,80/S 79,–

Dekorative Rupfenpuppen
Arbeitsanleitungen und Gestaltungsvorschläge. (0733) Von B. Wenzelburger, 32 S., 57 Farbfotos, 14 Zeichnungen, Spiralbindung. **DM 7,80**/S 69,–

Phantasiepuppen stricken und häkeln
Märchenhafte Modelle mit Arbeitsanleitungen. (0813) Von B. Wehrle, 32 S., 26 Farbfotos, 30 einfarbige und 16 dreifarbige Zeichnungen, Pappband.
DM 9,80/ S 79,–

Schritt für Schritt zum Scherenschnitt
Materialien · Techniken · Gestaltungsvorschläge. (0732) Von H. Klingmüller, 32 S., 38 Zeichnungen, 34 Vorlagen, Pappband. **DM 7,80**/S 69,–

Garagentore selbst bemalt
Techniken und Motive. (0786) Von H. u. Y. Nadolny, 32 S., 24 Farbfotos, 12 s/w-Zeichnungen, Pappband.
DM 9,80/ S 79,–

Alle Jahre wieder...
Advent und Weihnachten
Basteln – Backen – Schmücken – Singen – Vorlesen – Feiern
(4260) Von H. und Y. Nadolny, 256 S., 105 Farbfotos, 130 Zeichnungen, Pappband. **DM 25,–**/S 200.–

Freizeit

Aktfotografie
Interpretationen zu einem unerschöpflichen Thema.
Gestaltung · Technik · Spezialeffekte. (0737) Von H. Wedewardt, 88 S., 144 Farb- und 6 s/w-Fotos, 6 Zeichnungen, kart. **DM 19,80**/S 159,–

Videokassette Aktfotografie
Laufzeit ca. 60 Min. In Farbe.
(6001/VHS, 6002/Video 2000, 6003/Beta) **DM 69,–**/S 619,–
(unverbindliche Preisempfehlung)

So macht man bessere Fotos
Das meistverkaufte Fotobuch der Welt. (0614) Von M. L. Taylor, 192 S., 457 Farbfotos, 15 Abb., kart. **DM 14,80**/S 119,–

Falken-Handbuch Dunkelkammerpraxis
Laboreinrichtung · Arbeitsabläufe · Fehlerkatalog. (4140) Von E. Pauli, 200 S., 54 Farbfotos, 239 s/w-Fotos, 171 Zeichnungen, Pappband.
DM 39,–/S 319,–

Falken-Handbuch Trickfilmen
Flach-, Sach- und Zeichentrickfilme – von der Idee zur Ausführung. (4131) Von H.-D. Wilden, 144 S., über 430 überwiegend farbige Abb., Pappband.
DM 39,–/S 319,–

Moderne Schmalfilmpraxis
Ausrüstungen · Drehbuch · Aufnahme Schnitt · Vertonung. (4043) Von U. Ney, 328 S., 29 Farbfotos, 177 s/w-Fotos, 57 Zeichnungen, gebunden.
DM 29,80/S 239,–

Schmalfilmen
Ausrüstung · Aufnahmepraxis · Schnitt Ton. (0342) Von U. Ney, 108 S., 4 Farbtafeln, 25 s/w-Fotos, kart.

Schmalfilme selbst vertonen
(0593) Von U. Ney, 96 S., 57 s/w-Fotos, 14 Zeichnungen, kart. **DM 9,80**/S 79,–

Fotografie – Das Schöne als Ziel
Zur Ästhetik und Psychologie der visuellen Wahrnehmung. (4122) Von E. Stark, 208 S., 252 Farbfotos, 63 Zeichnungen, Ganzleinen. **DM 78,–**/S 624,–

Videokassette Videografieren
Filmen mit Video 8
Technik – Bildgestaltung – Schnitt – Vertonung
(6031) VHS, (6033) Beta, (6034) Sony 8 mm, von M. Wild, 60 Min., in Farbe. **DM 69,–**/S 619,–
(unverbindliche Preisempfehlung)

Ferngelenkte Motorflugmodelle
bauen und fliegen. (0400) Von W. Thies, 184 S., mit Zeichnungen und Detailplänen, kart. **DM 16,80**/S 139,–

Modellflug-Lexikon
(0549) Von W. Thies, 280 S., 98 s/w-Fotos, 234 Zeichnungen, Pappband. **DM 36,–**/S 298,–

Flugmodelle
bauen und einfliegen. (0361) Von W. Thies und W. Rolf, 160 S., 63 Abb., 7 Faltpläne, kart. **DM 12,80**/S 99,–

Kleine Welt auf Rädern
Das faszinierende Spiel mit Modelleisenbahnen (4175) Von F. Eisen, 256 S., 72 Farb- und 180 s/w-Fotos, 25 Zeichnungen, Pappband. **DM 29,80**/S 239,–

Modelleisenbahnen im Freien
Mit Volldampf durch den Garten. (4245) Von F. Eisen, 96 S., 115 Farb-, 4 s/w-Fotos, 5 Zeichnungen, Pappband.
DM 29,80/S 239,–

Videokassette Die Modelleisenbahn
Anlagenbau in Modultechnik.
Neue kreative Gestaltung.
Neue raffinierte Techniken.
(6028) VHS, (6029) Video 2000, (6030) Beta, von J. Grahn, 30 Min., in Farbe, **DM 49,80**/S 448,–
(unverbindliche Preisempfehlung)

Raketen auf Rädern
Autos und Motorräder an der Schallgrenze. (4220) Von H. G. Isenberg, 96 S., 112 Farbfotos, 21 s/w-Fotos, Pappband. **DM 24,80**/S 198,–

Die rasantesten Rallyes der Welt
(4213) Von H. G. Isenberg und D. Maxeiner, 96 S., 116 Farbfotos, Pappband. **DM 24,80**/S 198,–

Trucks
Giganten der Landstraßen in aller Welt. (4222) Von H. G. Isenberg, 96 S., 131 Farbfotos, Pappband.
DM 24,80/S 198,–

Die Super-Trucks der Welt
(4257) Von H. G. Isenberg, 194 S., 205 Farbfotos, 87 s/w-Fotos, 7 Farbzeichnungen, 4 Ausklapptafeln, Pappband. **DM 39,–**/S 319.–

Ferngelenkte Elektromodelle
bauen und fliegen. (0700) Von W. Thies, 144 S., 52 s/w-Fotos, 50 Zeichnungen, kart. **DM 16,80**/139.–

Schiffsmodelle
selber bauen. (0500) Von D. und R. Lochner, 200 S., 93 Farbfotos, 2 Faltpläne, kart. **DM 14,80**/S 119,–

Dampflokomotiven
(4204) Von W. Jopp, 96 S., 134 Farbfotos, Pappband. **DM 24,80**/S 198,–

Zivilflugzeuge
Vom Kleinflugzeug zum Überschall-Jet. (4218) Von R. J. Höhn und H. G. Isenberg, 96 S., 115 Farbfotos, Pappband. **DM 24,80**/S 198,–

Ferngelenkte Segelflugmodelle
bauen und fliegen. (0446) Von W. Thies, 176 S., 22 s/w-Fotos, 115 Zeichnungen, kart. **DM 14,80**/S 119,–

Die schnellsten Motorräder der Welt
(4206) Von H. G. Isenberg und D. Maxeiner, 96 S., 100 Farbfotos, Pappband. **DM 24,80**/S 198,–

Motorrad-Hits
Chopper, Tribikes, Heiße Öfen. (4221) Von H. G. Isenberg, 96 S., 119 Farbfotos, Pappband. **DM 24,80**/S 198,–

Die Super-Motorräder der Welt
(4193) Von H. G. Isenberg, 192 S., 170 Farb- und 100 s/w-Fotos, 8 Zeichnungen, Pappband. **DM 39,–**/S 319.–

Motorrad-Faszination
Heiße Öfen, von denen jeder träumt. (4223) Von H. G. Isenberg, 96 S., 103 Farb- und 20 s/w-Fotos, Pappband. **DM 24,80**/S 198,–

Münzen
Ein Brevier für Sammler. (0353) Von E. Dehnke, 128 S., 4 Farbtafeln, 17 s/w-Abb., kart. **DM 12,80**/S 99.–

Astronomie als Hobby
Sternbilder und Planeten erkennen und benennen. (0572) Von D. Block, 176 S., 16 Farbtafeln, 49 s/w-Fotos, 93 Zeichnungen, kart. **DM 14.80**/S 119.–

Gitarre spielen
Ein Grundkurs für den Selbstunterricht. (0534) Von A. Roßmann, 96 S., 1 Schallfolie, 150 Zeichnungen, kart.
DM 24,80/S 198.–

Falken-Handbuch Zaubern
Über 400 verblüffende Tricks. (4063) Von F. Stutz, 368 S., 1200 Zeichnungen, Pappband. **DM 36,–**/S 298.–

Zaubern
einfach – aber verblüffend. (2018) Von D. Buoch, 84 S., 41 Zeichnungen, kart. **DM 6,80**/S 59.–

Magische Zaubereien
(0672) Von W. Widenmann, 64 S., 31 Zeichnungen, kart. **DM 7,80**/S 69.–

Mit vollem Genuß Pfeife rauchen
Alles über Tabaksorten, Pfeifen und Zubehör. (4227) Von H. Behrens, H. Frickert, 168 S., 127 Farbfotos, 18 Zeichnungen, Pappband. **DM 39,–**/S 319,–

Mineralien, Steine und Fossilien
Grundkenntnisse für Hobby-Sammler. (0437) Von D. Stobbe, 96 S., 16 Farbtafeln, 14 s/w-Fotos, 10 Zeichnungen, kart. **DM 9,80**/S 79.–

Freizeit mit dem Mikroskop
(0291) Von M. Deckart, 132 S., 8 Farbtafeln, 64 s/w Abb., 2 Zeichnungen, kart. **DM 9,80**/S 79.–

Briefmarken
sammeln für Anfänger. (0481) Von D. Stein, 120 S., 4 Farbtafeln, 98 s/w-Abb., kart. **DM 9,80**/S 79.–

Wir lernen tanzen
Standard- und lateinamerikanische Tänze. (0200) Von E. Fern, 168 S., 118 s/w-Fotos, 47 Zeichnungen, kart. **DM 9,80**/S 79.–

Tanzstunde
Das Welttanzprogramm · Party-Tanzstunde. (5018) Von G. Hädrich, 172 S., 443 s/w-Fotos, 140 Zeichnungen, Pappband. **DM 16,80**/S 139.–

So tanzt man Rock'n'Roll
Grundschritte · Figuren · Akrobatik. (0573) Von W. Steuer und G. Marz, 224 S., 303 Abb., kart. **DM 16,80**/ S 139,–

Disco-Tänze
(0491) Von B. und F. Weber, 104 S., 104 Abb., kart. **DM 6,80**/S 59,–

Tanzen überall
Discofox, Rock'n'Roll, Blues, Langsamer Walzer, Cha-Cha-Cha zum Selberlernen. (0760) Von H. M. Pritzer, 112 S., 128 Farbfotos, kart. **DM 19,80**/S 159,–

Videokassette Tanzen überall
Discofox, Rock'n'Roll, Blues. (6004/VHS, 6005/Video 2000, 6006/Beta) Von H. M. Pritzer, G. Steinheimer, in Farbe, ca. 45 Min. **DM 69,–**/S 619.– (unverbindliche Preisempfehlung)

Unser schönes Deutschland neu gesehen
(4199) Hrsg. U. Moll, 208 S., 800 Farbfotos, Pappband. **DM 29,80**/S 239,–

Schwarzwald-Romantik
Vom Zauber einer deutschen Landschaft. (4232) Hrsg. A. Rolf, 184 S., 273 Farbfotos, Pappband. **DM 29,80**/S 239,–

Sport

Judo
Grundlagen des Stand- und Bodenkampfes. (4013) Von W. Hofmann, 244 S., 589 Fotos, Pappband. **DM 29,80**/S 239.–

Neue Lehrmethoden der Judo-Praxis
(0424) Von P. Herrmann, 223 S., 475 Abb., kart. **DM 16,80**/S 139.–

Judo
Grundlagen – Methodik. (0305) Von M. Ohgo, 208 S., 1025 Fotos, kart. **DM 14,80**/S 119.–

Fußwürfe
für Judo, Karate und Selbstverteidigung. (0439) Von H. Nishioka, 96 S., 260 Abb., kart. **DM 9,80**/S 79.–

Karate für alle
Karate-Selbstverteidigung in Bildern. (0314) Von A. Pflüger, 112 S., 356 s/w-Fotos, kart. **DM 9,80**/S 79.–

Karate für Frauen und Mädchen
Sport und Selbstverteidigung. (0425) Von A. Pflüger, 168 S., 259 s/w-Fotos, kart. **DM 12,80**/S 99.–

Nakayamas Karate perfekt 1
Einführung. (0487) Von M. Nakayama, 136 S., 605 s/w-Fotos, kart. **DM 19,80**/S 159.–

Nakayamas Karate perfekt 2
Grundtechniken. (0512) Von M. Nakayama, 136 S., 354 s/w-Fotos, 53 Zeichnungen, kart. **DM 19,80**/S 159.–

Nakayamas Karate perfekt 3
Kumite 1: Kampfübungen. (0538) Von M. Nakayama, 128 S., 424 s/w-Fotos, kart. **DM 19,80**/S 159.–

Nakayamas Karate perfekt 4
Kumite 2: Kampfübungen. (0547) Von M. Nakayama, 128 S., 394 s/w-Fotos, kart. **DM 19,80**/S 159.–

Nakayamas Karate perfekt 5
Kata 1: Heian, Tekki. (0571) Von M. Nakayama, 144 S., 1229 s/w-Fotos, kart. **DM 19,80**/S 159.–

Nakayamas Karate perfekt 6
Kata 2: Bassai-Dai, Kanku-Dai, (0600) Von M. Nakayama, 144 S., 1300 s/w-Fotos, 107 Zeichnungen, kart. **DM 19,80**/S 159.–

Nakayamas Karate perfekt 7
Kata 3: Jitte, Hangetsu, Empi. (0618) Von M. Nakayama, 144 S., 1988 s/w-Fotos, 105 Zeichnungen, kart. **DM 19,80**/S 159.–

Nakayamas Karate perfekt 8
Gankaku, Jion. (0650) Von M. Nakayama, 144 S., 1174 s/w-Fotos, 99 Zeichnungen, kart. **DM 19,80**/S 159.–

Kontakt-Karate
Ausrüstung · Technik · Training. (0396) Von A. Pflüger, 112 S., 238 s/w-Fotos, kart. **DM 14,80**/S 119.–

Karate-Do
Das Handbuch des modernen Karate. (4028) Von A. Pflüger, 360 S., 1159 Abb., Pappband. **DM 39,–**/S 319.–

Bo-Karate
Kukishin-Ryu – die Techniken des Stockkampfes. ((0447) Von G. Stiebler, 176 S., 424 s/w-Fotos, 38 Zeichnungen, kart. **DM 16,80**/S 139.–

Karate I
Einführung · Grundtechniken. (0227) Von A. Pflüger, 148 S., 195 s/w-Fotos, 120 Zeichnungen, kart. **DM 9,80**/S 79.–

Karate II
Kombinationstechniken · Katas. (0239) Von A. Pflüger, 176 S., 452 s/w-Fotos und Zeichnungen, kart. **DM 9,80**/S 79.–

Karate Kata 1
Heian 1-5, Tekki 1, Bassai Dai. (0683) Von W.-D. Wichmann, 164 S., 703 s/w-Fotos, kart. **DM 19,80**/S 159.–

Karate Kata 2
Jion, Empi, Kanku-Dai, Hangetsu. (0723) Von W.-D. Wichmann, 140 S., 661 s/w-Fotos, 4 Zeichnungen, kart. **DM 19,80**/S 159.–

Ninja 1
Die Lehre der Schattenkämpfer. (0758) Von S. K. Hayes, 144 S., 137 s/w-Fotos, kart. **DM 16,80**/S 139.–

Ninja 2
Die Wege zum Shoshin (0763) Von S. K. Hayes, 160 S., 309 s/w-Fotos, kart. **DM 16,80**/S 139,–

Ninja 3
Der Pfad des Togakure-Kämpfers. (0764) Von S. K. Hayes, 144 S., 197 s/w-Fotos, 2 Zeichnungen, kart. **DM 16,80**/S 139,–

Ninja 4
Das Vermächtnis der Schattenkämpfer. (0807) Von S. K. Hayes, 196 S., 466 s/w-Fotos, kart. **DM 16,80**/S 139,–

Der König des Kung-Fu Bruce Lee
Sein Leben und Kampf. (0392) Von seiner Frau Linda. 136 S., 104 s/w-Fotos, kart. **DM 19,80**/S 159.–

Bruce Lees Kampfstil 1
Grundtechniken. (0473) Von B. Lee und M. Uyehara, 109 S., 220 Abb., kart. **DM 9,80**/S 79.–

Bruce Lees Kampfstil 2
Selbstverteidigungs-Techniken. (0486) Von B. Lee und M. Uyehara, 128 S., 310 Abb., kart. **DM 9,80**/S 79.–

Bruce Lees Kampfstil 3
Trainingslehre. (0503) Von B. Lee und M. Uyehara, 112 S., 246 Abb., kart. **DM 9,80**/S 79.–

Bruce Lees Kampfstil 4
Kampftechniken. (0523) Von B. Lee und M. Uyehara, 104 S., 211 Abb., kart. **DM 9,80**/S 79.–

Bruce Lees Jeet Kune Do
(0440) Von B. Lee, 192 S., mit 105 eigenhändigen Zeichnungen von B. Lee, kart. **DM 19,80**/S 159.–

Ju-Jutsu 1
Grundtechniken – Moderne Selbstverteidigung. (0276) Von W. Heim und F. J. Gresch, 160 S., 460 s/w-Fotos, 8 Zeichnungen, kart. **DM 9,80**/S 79.–

Ju-Jutsu 2
für Fortgeschrittene und Meister. (0378) Von W. Heim und F. J. Gresch, 164 S., 798 s/w-Fotos, kart. **DM 19,80**/S 159.–

Ju-Jutsu 3
Spezial-, Gegen- und Weiterführungs-Techniken. (0485) Von W. Heim und F. J. Gresch, 214 S., über 600 s/w-Fotos, kart. **DM 19,80**/S 159.–

Ju-Jutsu als Wettkampf
(0826) Von G. Kulot, 168 S., 418 s/w-Fotos, 2 Zeichnungen, kart. **DM 19,80**/S 159.–

Nunchaku
Waffe · Sport · Selbstverteidigung. (0373) Von A. Pflüger, 144 S., 247 Abb., kart. **DM 16,80**/S 139,–

Shuriken · Tonfa · Sai
Stockfechten und andere bewaffnete Kampfsportarten aus Fernost. (0397) Von A. Schulz, 96 S., 253 s/w-Fotos, kart. **DM 12,80**/S 99.–

Die Preise entsprechen dem Status beim Druck dieses

Illustriertes Handbuch des Taekwondo
Koreanische Kampfkunst und Selbstverteidigung. (4053) Von K. Gil, 248 S., 1026 Abb., Pappband. **DM 29,80**/S 239.–

Taekwon-Do
Koreanischer Kampfsport. (0347) Von K. Gil, 152 S., 408 Abb., kart. **DM 12,80**/S 99.–

Aikido
Lehren und Techniken des harmonischen Weges. (0537) Von R. Brand, 280 S., 697 Abb., kart. **DM 19,80**/S 159.–

Kung-Fu und Tai-Chi
Grundlagen und Bewegungsabläufe. (0367) Von B. Tegner, 182 S., 370 s/w-Fotos, kart. **DM 14,80**/S 119.–

Kung-Fu
Theorie und Praxis klassischer und moderner Stile. (0376) Von M. Pabst, 160 S., 330 Abb., kart. **DM 12,80**/S 99.–

Shaolin-Kempo – Kung-Fu
Chinesisches Karate im Drachenstil. (0395) Von R. Czerni und K. Konrad. 246 S., 723 Abb., kart. **DM 19,80**/S 159.–

Hap Ki Do
Grundlagen und Techniken koreanischer Selbstverteidigung. (0379) Von Kim Sou Bong, 112 S., 153 Abb., kart. **DM 14,80**/S 119.–

Dynamische Tritte
Grundlagen für den Zweikampf. (0438) Von C. Lee, 96 S., 398 s/w-Fotos, 10 Zeichnungen, kart. **DM 9,80**/S 79.–

Kickboxen
Fitneßtraining und Wettkampfsport. (0795) Von G. Lemmens, 96 S., 208 s/w-Fotos, 23 Zeichnungen, kart. **DM 16,80**/S 139,–

Muskeltraining mit Hanteln
Leistungssteigerung für Sport und Fitness. (0676) Von H. Schulz, 108 S., 92 s/w-Fotos, 2 Zeichnungen, kart. **DM 9,80**/S 79.–

Leistungsfähiger durch Krafttraining
Eine Anleitung für Fitness-Sportler, Trainer und Athleten (0617) Von W. Kieser, 100 S., 20 s/w-Fotos, 62 Zeichnungen, kart. **DM 9,80**/S 79.–

Bodybuilding
Anleitung zum Muskel- und Konditionstraining für sie und ihn. (0604) Von R. Smolana. 160 S., 171 s/w-Fotos, kart. **DM 9,80**/S 79.–

Hanteltraining zu Hause
(0800) Von W. Kieser, 80 S., 71 s/w-Fotos, 4 Zeichnungen, kart. **DM 9,80**/S 79,–

Fit und gesund
Körpertraining und Bodybuilding zu Hause. (0782) Von H. Schulz, 80 S., 100 Farbfotos, 3 Zeichnungen, kart. **DM 14,80**/S 119,– Video-Kassette:

Fit und gesund
VHS (6013), Video 2000 (6014), Beta (6015), Laufzeit 30 Minuten, in Farbe. **DM 49,80**/ S 448,– (unverbindliche Preisempfehlung)

Bodybuilding für Frauen
Wege zu Ihrer Idealfigur (0661) Von H. Schulz, 108 S., 84 s/w-Fotos, 4 Zeichnungen, kart. **DM 14,80**/S 119.–

Isometrisches Training
Übungen für Muskelkraft und Entspannung. (0529) Von L. M. Kirsch, 140 S., 162 s/w-Fotos, kart. **DM 9,80**/S 79.–

Spaß am Laufen
Jogging für die Gesundheit. (0470) Von W. Sonntag, 140 S., 41 s/w-Fotos, 1 Zeichnung, kart. **DM 9,80**/S 79.–

Mein bester Freund, der Fußball
(5107) Von D. Brüggemann und D. Albrecht, 144 S., 171 Abb., kart. **DM 16,80**/S 139.–

Fußball
Training und Wettkampf. (0448) Von H. Obermann et al. P. Walz, 166 S., 92 s/w-Fotos, 15 Zeichnungen, 29 Diagramme, kart. **DM 12,80**/S 99.–

Handball
Technik · Taktik · Regeln. (0426) Von F. und P. Hattig, 128 S., 91 s/w-Fotos, 121 Zeichnungen, kart. **DM 14,80**/S 119.–

Volleyball
Technik · Taktik · Regeln. (0351) Von H. Huhle, 104 S., 330 Abb., kart. **DM 9,80**/S 79.–

Basketball
Technik und Übungen für Schule und Verein. (0279) Von C. Kyriasoglou, 116 S., mit 252 Übungen zur Basketballtechnik, 186 s/w-Fotos und 164 Zeichnungen, kart. **DM 12,80**/S 99.–

Hockey
Technische und taktische Grundlagen. (0398) Von H. Wein, 152 S., 60 s/w-Fotos, 30 Zeichnungen, kart. **DM 16,80**/S 139.–

Eishockey
Lauf- und Stocktechnik, Körperspiel, Taktik, Ausrüstung und Regeln. (0414) Von J. Čapla, 264 S., 548 s/w-Fotos, 163 Zeichnungen, kart. **DM 19,80**/S 159.–

Badminton
Technik · Taktik · Training. (0699) Von K. Fuchs, L. Sologub, 168 S., 51 Abb., kart., **DM 16,80**/S 139.–

Golf
Ausrüstung · Technik · Regeln. (0343) Von J. C. Jessop, übersetzt von H. Biemer, mit einem Vorwort von H. Krings, Präsident des Deutschen Golf-Verbandes, 160 S., 65 Abb., Anhang Golfregeln des DGV, kart. **DM 16,80**/S 139.–

Pool-Billard
(0484) Herausgegeben vom Deutschen Pool-Billard-Bund, von M. Bach und K.-W. Kühn, 88 S., mit über 80 Abb., kart. **DM 7,80**/S 69.–

Sportschießen
für jedermann. (0502) Von A. Kovacic, 124 S., 116 s/w-Fotos, kart. **DM 14,80**/S 119.–

Fechten
Florett · Degen · Säbel. (0449) Von E. Beck, 128 S., 219 Fotos und Zeichnungen, kart. **DM 11,80**/S 94.–

Reiten
Dressur · Springen · Gelände. (0415) Von U. Richter, 168 S., 235 Abb., kart. **DM 12,80**/S 99.–

Fibel für Kegelfreunde
Sport- und Freizeitkegeln · Bowling. (0191) Von G. Bocsai, 72 S., 62 Abb., kart. **DM 5,80**/S 49.–

Beliebte und neue Kegelspiele
(0271) Von G. Bocsai, 92 S., 62 Abb., kart. **DM 5,80**/S 49.–

111 spannende Kegelspiele
(2031) Von H. Regulski, 88 S., 53 Zeichnungen, kart., **DM 7,80**/S 69.–

Ski-Gymnastik
Fit für Piste und Loipe. (0450) Von H. Pilss-Samek, 104 S., 67 s/w-Fotos, 20 Zeichnungen, kart. **DM 6,80**/S 59.–

Die neue Skischule
Ausrüstung · Technik · Trickskilauf · Gymnastik. (0369) Von C. und R. Kerler, 128 S., 100 Abb., kart. **DM 9,80**/S 79.–

Skilanglauf, Skiwandern
Ausrüstung · Techniken · Skigymnastik. (5129) Von T. Reiter und R. Kerler, 80 S., 8 Farbtafeln, 85 Zeichnungen, kart. **DM 14,80**/S 119,–

Alpiner Skisport
Ausrüstung · Techniken · Skigymnastik. (5130) Von K. Meßmann, 128 S., 8 Farbtafeln, 93 s/w-Fotos, 45 Zeichnungen, kart. **DM 14,80**/S 119.–

Die neue Tennis-Praxis
Der individuelle Weg zu erfolgreichem Spiel. (4097) Von R. Schönborn, 240 S., 202 Farbzeichnungen, 31 s/w-Abb., Pappband. **DM 39,–**/S 319.–

Erfolgreiche Tennis-Taktik
(4086) Von R. Ford Greene, übersetzt von M. R. Fischer, 182 S., 87 Abb., kart. **DM 19,80**/S 159.–

Moderne Tennistechnik
(4187) Von G. Lam, 192 S., 339 s/w-Fotos, 91 Zeichnungen, kart. **DM 24,80**/S 198.–

Tennis kompakt
Der erfolgreiche Weg zu Spiel, Satz und Sieg. (5116) Von W. Taferner, 128 S., 82 s/w-Fotos, 67 Zeichnungen, kart. **DM 14,80**/S 119.–

Tennis
Technik · Taktik · Regeln. (0375) Von H. Elschenbroich, 112 S., 81 Abb., kart. **DM 6,80**/S 59.–

Tischtennis-Technik
Der individuelle Weg zu erfolgreichem Spiel. (0775) Von M. Perger, 144 S., 296 Abb. kart. **DM 16,80**/S 139,–

Squash
Ausrüstung · Technik · Regeln. (0539) Von D. von Horn und H.-D. Stünitz, 96 S., 55 s/w-Fotos, 25 Zeichnungen, kart. **DM 8,80**/S 74.–

Sporttauchen
Theorie und Praxis des Gerätetauchens. (0647) Von S. Müßig, 144 S., 8 Farbtafeln, 35 s/w-Fotos, 89 Zeichnungen, kart., **DM 14,80**/S 119.–

Windsurfing
Lehrbuch für Grundschein und Praxis. (5028) Von C. Schmidt, 64 S., 60 Farbfotos, Pappband. **DM 12,80**/S 99.–

Segeln
Der neue Grundschein – Vorstufe zum A-Schein – Mit Prüfungsfragen. (5147) Von C. Schmidt, 80 S., 8 Farbtafeln, 18 Farbfotos, 82 Zeichnungen, kart., **DM 14,80**/S 119,–

Sportfischen
Fische – Geräte – Technik. (0324) Von H. Oppel, 144 S., 49 s/w-Fotos, 8 Farbtafeln, kart. **DM 9,80**/S 79.–

Falken-Handbuch Angeln
in Binnengewässern und im Meer. (4090) Von H. Oppel, 344 S., 24 Farbtafeln, 66 s/w-Fotos, 151 Zeichnungen, gebunden. **DM 39,–**/S 319.–

Angeln
Kleine Fibel für den Sportfischer. (0198) Von E. Bondick, 96 S., 116 Abb., kart. **DM 8,80**/S 74.–

Die Erben Lilienthals
Sportfliegen heute
(4054) Von G. Brinkmann, 240 S., 32 Farbtafeln, 176 s/w-Fotos, 33 Zeichnungen, gebunden. **DM 39,–**/S 319.–

Einführung in das Schachspiel
(0104) Von W. Wollenschläger und K. Colditz, 92 S., 116 Diagramme, kart. **DM 6,80**/S 59.–

Schach mit dem Computer
(0747) Von D. Frickenschmidt, 140 S., 112 Diagramme, 29 s/w-Fotos, 5 Zeichnungen, kart. **DM 16,80**/S 139,–

Spielend Schach lernen
(2002) Von T. Schuster, 128 S., kart. **DM 6,80**/S 59.–

Kinder- und Jugendschach
Offizielles Lehrbuch des Deutschen Schachbundes zur Erringung des Bauern-, Turm- und Königsdiploms. (0561) Von B. J. Withuis und H. Pfleger, 144 S., 220 Zeichnungen u. Diagramme, kart. **DM 12,80**/S 99.–

Neue Schacheröffnungen
(0478) Von T. Schuster, 108 S., 100 Diagramme, kart. **DM 8,80**/S 74.–

Schach für Fortgeschrittene
Taktik und Probleme des Schachspiels. (0219) Von R. Teschner, 96 S., 85 Diagramme, kart. **DM 5,80**/S 49.–

Taktische Schachendspiele
(0752) Von J. Nunn, 200 S., 151 Diagramme, kart. **DM 16,80**/S 139,–

Schach-WM '85 Karpow – Kasparow.
Mit ausführlichen Kommentaren zu allen Partien. (0785) Von H. Pfleger, O. Borik, M. Kipp-Thomas, 128 S., zahlreiche Abb. und Diagramme, kart. **DM 14,80**/S 119.–

Schachstrategie
Ein Intensivkurs mit Übungen und ausführlichen Lösungen. (0584) Von A. Koblenz, dt. Bearb. von K. Colditz, 212 S., 240 Diagramme, kart. **DM 16,80**/S 139.–

Falken-Handbuch Schach
(4051) Von T. Schuster, 360 S., über 340 Diagramme, gebunden. **DM 36,–**/S 298.–

Die besten Partien deutscher Schachgroßmeister
(4121) Von H. Pfleger, 192 S., 29 s/w-Fotos, 89 Diagramme, Pappband. **DM 29,80**/S 239.–

Turnier der Schachgroßmeister '83
Karpow · Hort · Browne · Miles · Chandler · Garcia · Rogers · Kindermann. (0718) Von H. Pfleger, E. Kurz, 176 S., 29 s/w-Fotos, 71 Diagramme, kart. **DM 16,80**/S 139.–

Lehr-, Übungs- und Testbuch der Schachkombinationen
(0649) Von K. Colditz, 184 S., 227 Diagramme, kart. **DM 14,80**/S 119.–

Zug um Zug
Schach für jedermann 1
Offizielles Lehrbuch des Deutschen Schachbundes zur Erringung des Bauerndiploms. (0648) Von H. Pfleger und E. Kurz, 80 S., 24 s/w-Fotos, 8 Zeichnungen, 60 Diagramme, kart. **DM 6,80**/S 59.–

Zug um Zug
Schach für jedermann 2
Offizielles Lehrbuch des Deutschen Schachbundes zur Erringung des Turmdiploms. (0659) Von H. Pfleger und E. Kurz, 132 S., 8 s/w-Fotos, 14 Zeichnungen, 78 Diagramme, kart. **DM 9,80**/S 79.–

Zug um Zug
Schach für jedermann 3
Offizielles Lehrbuch des Deutschen Schachbundes zur Erringung des Königdiploms. (0728) Von H. Pfleger, G. Treppner, 128 S., 4 s/w-Fotos, 84 Diagramme, 10 Zeichnungen, kart. **DM 9,80**/S 79.–

Schachtraining mit den Großmeistern
(0670) Von H. Bouwmeester, 128 S., 90 Diagramme, kart. **DM 14,80**/S 119.–

Schach als Kampf
Meine Spiele und mein Weg. (0729) Von G. Kasparow, 144 S., 95 Diagramme, 9 s/w-Fotos, kart. **DM 14,80**/S 119.–

Spiele, Denksport, Unterhaltung

Kartenspiele
(2001) Von C. D. Grupp, 144 S., kart. **DM 9,80**/S 79.–

Neues Buch der siebzehn und vier Kartenspiele
(0095) Von K. Lichtwitz, 96 S., kart. **DM 6,80**/S 59.–

Alles über Pokern
Regeln und Tricks. (2024) Von C. D. Grupp, 120 S., 29 Kartenbilder, kart. **DM 8,80**/S 74.–

Rommé und Canasta
in allen Variationen. (2025) Von C. D. Grupp, 124 S., 24 Zeichnungen, kart., **DM 9,80**/S 79.–

Schafkopf, Doppelkopf, Binokel, Cego, Gaigel, Jaß, Tarock und andere „Lokalspiele".
(2015) Von C. D. Grupp, 152 S., kart. **DM 12,80**/S 99.–

Spielend Skat lernen
unter freundlicher Mitarbeit des deutschen Skatverbandes. (2005) Von Th. Krüger, 156 S., 181 s/w-Fotos, 22 Zeichnungen, kart. **DM 9,80**/S 79.–

Das Skatspiel
Eine Fibel für Anfänger. (0206) Von K. Lehnhoff, überarb. von P. A. Höfges, 96 S., kart. **DM 6,80**/S 59.–

Black Jack
Regeln und Strategien des Kasinospiels. (2032) Von K. Kelbratowski, 88 S., kart. **DM 9,80**/S 79,–

Falken-Handbuch Patiencen
Die 111 interessantesten Auslagen. (4151) Von U. v. Lyncker, 216 S., 108 Abbildungen, Pappband. **DM 29,80**/S 239.–

Patiencen
in Wort und Bild. (2003) Von I. Wolter, 136 S., kart. **DM 7,80**/S 69.–

Falken-Handbuch Bridge
Von den Grundregeln zum Turnierspiel. (4092) Von W. Voigt und K. Ritz, 276 S., 792 Zeichnungen, gebunden. **DM 39,–**/S 319.–

Spielend Bridge lernen
(2012) Von J. Weiss, 108 S., 58 Zeichnungen, kart. **DM 7,80**/S 69.–

Spieltechnik im Bridge
(2004) Von V. Mollo und N. Gardener, deutsche Adaption von D. Schröder, 216 S., kart. **DM 10,80**/S 139.–

Besser Bridge spielen
Reiztechnik, Spielverlauf und Gegenspiel. (2026) Von J. Weiss, 144 S., 60 Diagramme, kart. **DM 14,80**/S 119.–

Herausforderung im Bridge
200 Aufgaben mit Lösungen. (2033) Von V. Mollo, 152 S., kart. **DM 19,80**/S 159,–

Kartentricks
(2010) Von T. A. Rosee, 80 S., 13 Zeichnungen, kart. **DM 6,80**/S 59.–

Mah-Jongg
Das chinesische Glücks-, Kombinations- und Gesellschaftsspiel. (2030) Von U. Eschenbach, 80 S., 30 s/w-Fotos, 5 Zeichnungen, kart. **DM 9,80**/S 79.–

Neue Kartentricks
(2027) Von K. Pankow, 104 S., 20 Abb., kart. **DM 7,80**/S 69,–

Backgammon
für Anfänger und Könner. (2008) Von G. W. Fink und G. Fuchs, 116 S., 41 Abb., kart. **DM 9,80**/S 79.–

Würfelspiele
für jung und alt. (2007) Von F. Pruss, 112 S., 21 s/w-Zeichnungen, kart. **DM 7,80**/S 69.–

Gesellschaftsspiele
für drinnen und draußen. (2006) Von H. Görz, 128 S., kart. **DM 6,80**/S 59.–

Spiele für Party und Familie
(2014) Von Rudi Carrell, 160 S., 50 Abb., kart. **DM 9,80**/S 79.–

Dame
Das Brettspiel in allen Variationen. (2028) Von C. D. Grupp, 104 S., 122 Diagramme, kart. **DM 9,80**/S 79.–

Das japanische Brettspiel Go
(2020) Von W. Dörholt, 104 S., 182 Diagramme, kart. **DM 9,80**/S 79.–

Roulette richtig gespielt
Systemspiele, die Vermögen brachten. (0121) Von M. Jung, 96 S., zahlreiche Tabellen, kart. **DM 7,80**/S 69.–

Spielend Roulette lernen
(2034) Von E. P. Caspar, 152 S., 1 s/w-Foto, 8 Zeichnungen, kart. **DM 14,80**/S 119,–

Denksport und Schnickschnack
für Tüftler und fixe Köpfe. (0362) Von J. Barto, 100 S., 45 Abb., kart. **DM 6,80**/S 59.–

Rätselspiele, Quiz- und Scherzfragen
für gesellige Stunden. (0577) Von K.-H. Schneider, 168 S., über 100 Zeichnungen, Pappband. **DM 16,80**/S 139.–

Knobeleien und Denksport
(2019) Von K. Rechberger, 142 S., 105 Zeichnungen, kart. **DM 7,80**/S 69.–

Rubik's Magische Ringe
Die 5-Sekunden-Lösung. Das Geheimnis des Systems. Die schönsten Figuren. (0878) Von Dr. Ch. Bandelow, 96 S., 198 Zeichnungen, 8 Cartoons, kart. **DM 6,80**/S 59,–

Quiz
Mehr als 1500 ernste und heitere Fragen aus allen Gebieten. (0129) Von R. Sautter und W. Pröve, 92 S., 9 Zeichnungen, kart. **DM 7,80**/S 69,–

500 Rätsel selberraten
(0681) Von E. Krüger, 272 S., kart. **DM 9,95**/S 79.–

Das Super-Kreuzwort-Rätsel-Lexikon
Über 150.000 Begriffe. (4126) Von H. Schiefelbein, 684 S., Pappband. **DM 19,80**/S 159.–

365 Schwedenrätsel
(4173) Von Günther Borutta, 336 S., kart. **DM 16,80**/S 139,–

501 Rätsel selberraten
(0711) Von E. Krüger, 272 S., kart. **DM 9,95**/S 79,–

Die Preise entsprechen dem Status beim Druck dieses

Riesen-Kreuzwort-Rätsel-Lexikon
über 250.000 Begriffe. (4197) Von
H. Schiefelbein, 1024 S., Pappband.
DM 29,80/ S 239,–

Das große farbige Kinderlexikon
(4195) Von U. Kopp, 320 S., 493 Farbabb.,
17 s/w-Fotos, Pappband.
DM 29,80/S 239,–

Das große farbige
Bastelbuch für Kinder
(4254) Von U. Barff, I. Burkhardt,
J. Maier, 224 S., 157 Farbfotos,
430 Farb- und 69 s/w-Zeichnungen,
Pappband. **DM 29,80**/ S 239.–

Punkt, Punkt, Komma, Strich
Zeichenstunden für Kinder. (0564) Von
H. Witzig, 144 S., über 250 Zeichnungen,
kart. **DM 6,80**/S 59.–

Einmal grad und einmal krumm
Zeichenstunden für Kinder. (0599) Von
H. Witzig, 144 S., 363 Abb., kart.
DM 6,80/S 59.–

Kinderspiele
die Spaß machen. (2009) Von H. Müller-
Stein, 112 S., 28 Abb., kart.
DM 6,80/S 59.–

Spiele für Kleinkinder
(2011) Von D. Kellermann, 80 S.,
23 Abb., kart. **DM 5,80**/S 49.–

Kasperletheater
Spieltexte und Spielanleitungen · Bastel-
tips für Theater und Puppen. (0641) Von
U. Lietz, 136 S., 4 Farbtafeln,
12 s/w-Fotos, 39 Zeichnungen, kart.
DM 9,80/ S 79.–

Tri-tra-trullalla
Neue Texte mit Spielanleitungen fürs
Kasperletheater.
(0681) Von U. Lietz, 96 S., 18 s/w-Zeich-
nungen, kart. **DM 8,80**/S 74,–

Kindergeburtstag
Vorbereitung, Spiel und Spaß. (0287)
Von Dr. I. Obrig, 104 S., 40 Abb.,
11 Zeichnungen, 9 Lieder mit Noten, kart.
DM 5,80/ S 49.–

Kindergeburtstage die keiner vergißt
Planung, Gestaltung, Spielvorschläge.
(0698) Von G. und G. Zimmermann, 102 S.,
80 Vignetten, kart. **DM 9,80**/ S 79,–

Kinderfeste
daheim und in Gruppen. (4033) Von
G. Blechner, 240 S., 320 Abb., kart.
DM 19,80/S 159.–

Scherzfragen, Drudel und Blödeleien
gesammelt von Kindern. (0506) Hrsg.
von W. Pröve, 112 S., 57 Zeichnungen,
kart. **DM 5,80**/S 49.–

Kein schöner Land...
**Das große Buch unserer beliebtesten
Volkslieder.** (4150) 208 S., 108 Farb-
zeichnungen, Pappband. **19,80**/S 159.–

Komm mit ins Land der Lieder
Das große Buch der Kinder-, Volks- und
Chorlieder (4261) Hrsg. von H. Rauhe,
176 S., 146 Farbzeichnungen, Pappband.
DM 25,–/ S 200.–

**Die schönsten Wander- und Fahrten-
lieder**
(0462) Hrsg. von F. R. Miller, empfohlen
vom Deutschen Sängerbund, 80 S., mit
Noten und Zeichnungen, kart.
DM 5,80/ S 49.–

Die schönsten Volkslieder
(0432) Hrsg. von D. Walther, 128 S.,
mit Noten und Zeichnungen, kart.
DM 6,80/ S 59.–

Neue Spiele für Ihre Party
(2022) Von G. Blechner, 120 S., 54 Zeichnungen, kart. **DM 9,80**/S 79.–

Lustige Tanzspiele und Scherztänze
für Parties und Feste. (0165) Von
E. Bäulke, 80 S., 53 Abb., kart.
DM 6,80/S 59.–

Straßenfeste, Flohmärkte und Basare
Praktische Tips für Organisation und
Durchführung. (0592) Von H. Schuster,
96 S., 52 Fotos, 17 Zeichnungen, kart.
DM 12,80/S 99.–

Humor

Heitere Vorträge und witzige Reden
Lachen, Witz und gute Laune. (0149) Von
E. Müller, 104 S., 44 Abb., kart.
DM 9,80/ S 79,–

Tolle Sketche
mit zündenden Pointen – zum Nachspielen. (0656) Von E. Cohrs, 112 S.,
kart. **DM 9,80**/ S 79.–

Vergnügliche Sketche
(0476) Von H. Pillau, 96 S., mit 7 Zeichnungen, kart. **DM 6,80**/S 59.–

Heitere Vorträge
(0528) Von E. Müller, 128 S., 14 Zeichnungen, kart. **DM 9,80**/S 79.–

Die große Lachparade
Neue Texte für heitere Vorträge und
Ansagen. (0188) Von E. Müller, 80 S.,
kart. **DM 7,80**/ S 69.–

So feiert man Feste fröhlicher
Heitere Vorträge und Gedichte.
(0098) Von Dr. Allos, 96 S., 15 Abb.,
kart. **DM 7,80**/S 69.–

Lustige Vorträge für fröhliche Feiern
(0284) Von K. Lehnhoff, 96 S., kart.
DM 6,80/S 59.–

Vergnügliches Vortragsbuch
(0091) Von J. Plaut, 192 S., kart.
DM 9,80/S 79.–

**Tolle Sachen zum Schmunzeln und
Lachen**
Lustige Ansagen und Vorträge. (0163)
Von E. Müller, 92 S., kart.
DM 6,80/S 59.–

Locker vom Hocker
Witzige Sketche zum Nachspielen.
(4262) Von W. Giller, 144 S., 41 Zeichnungen, Pappband. **DM 19,80**/S 159.–

Fidele Sketche und heitere Vorträge
Humor zum Nachspielen. (0157) Von
H. Ehnle. 96 S., kart. **DM 6,80**/S 59.–

Sketche und spielbare Witze
für bunte Abende und heitere Feste.
(0445) Von H. Friedrich, 120 S., 7 Zeichnungen, kart. **DM 6,80**/S 59.–

Sketche
Kurzspiele zu amüsanter Unterhaltung.
(0247) Von M. Gering, 132 S., 16 Abb.,
kart., **DM 6,80**/59.–

Dalli-Dalli-Sketche
aus dem heiteren Ratespiel von und mit
Hans Rosenthal. (0527) Von H. Pillau,
144 S., 18 Zeichnungen, kart.
DM 9,80/S 79.–

Witzige Sketche zum Nachspielen
(0511) Von D. Hallervorden, 160 S., kart.
DM 14,80/S 119.–

Gereimte Vorträge
für Bühne und Bütt. (0567) Von G. Wagner,
96 S., kart. **DM 7,80**/ S 69.–

Damen in der Bütt
Scherze, Büttenreden, Sketsche.
(0354) Von T. Müller, 136 S., kart.
DM 9,80/S 79.–

Narren in der Bütt
Leckerbissen aus dem rheinischen
Karneval. (0216) Zusammengestellt von
T. Lücker, 112 S., kart.
DM 8,80/S 74.–

Rings um den Karneval
Karnevalsscherze und Büttenreden.
(0130) Von Dr. Allos, 136 S., kart.
DM 9,80/S 79.–

Helau und Alaaf 1
Närrisches aus der Bütt.
(0304) Von E. Müller, 112 S., kart.
DM 6,80/S 59.–

Helau und Alaaf 2
Neue Büttenreden.
(0477) Von E. Luft, 104 S., kart.
DM 7,80/S 69.–

Helau und Alaaf 3
Neue Reden für die Bütt. (0832) Von
H. Fauser, 144 S., 13 Zeichnungen, kart.
DM 9,80/S 79.–

Humor und Stimmung
Ein heiteres Vortragsbuch. (0460) Von
G. Wagner, 112 S., kart. **DM 6,80**/S 59.–

Humor und gute Laune
Ein heiteres Vortragsbuch.
(0635) Von G. Wagner, 112 S., 5 Zeichnungen, kart. **DM 8,80**/S 74.–

Das große Buch der Witze
(0384) Von E. Holz. 320 S., 36 Zeichnungen, Pappband. **DM 16,80**/S 139.–

Da lacht das Publikum
Neue lustige Vorträge für viele Gelegenheiten. (0716) Von H. Schmalenbach,
104 S., kart. **DM 9,80**/S 79,–

Witzig, witzig
(0507) Von E. Müller, 128 S., 16 Zeichnungen, kart. **DM 6,80**/S 59.–

**Die besten Witze und Cartoons des
Jahres 1**
(0454) Hrsg. von K. Hartmann, 288 S.,
125 Zeichnungen, geb. **DM 16,80**/S 139.–

**Die besten Witze und Cartoons des
Jahres 2**
(0488) Hrsg. von K. Hartmann, 288 S.,
148 Zeichnungen, geb. **DM 16,80**/S 139.–

**Die besten Witze und Cartoons des
Jahres 3**
(0524) Hrsg. von K. Hartmann, 288 S.,
105 Zeichnungen, Pappband.
DM 16,80/S 139.–

**Die besten Witze und Cartoons des
Jahres 4**
(0579) Hrsg. von K. Hartmann, 288 S.,
140 Zeichnungen, Pappband.
DM 16,80/S 139.–

**Die besten Witze und Cartoons
des Jahres 5**
(0642) Hrsg. von K. Hartmann, 288 S.,
88 Zeichnungen, Pappband.
DM 16,80/S 139.–

Das Superbuch der Witze
(4146) Von B. Bornheim, 504 S.,
54 Cartoons, Pappband.
DM 16,80/S 139.–

Witze
Lachen am laufenden Band (4241) Von
J. Burkert, D. Kroppach, 400 S.,
41 Zeichnungen, Pappband.
DM 15,–/S 120,–

Die besten Beamtenwitze
(0574) Hrsg. von W. Pröve, 112 S., 59
Cartoons, kart. **DM 5,80**/S 49.–

Die besten Kalauer
(0705) Von K. Frank, 112 S., 12 Zeichnungen, kart., **DM 5,80**/S 49.–

Robert Lembkes Witzauslese
(0325) Von Robert Lembke, 160 S., 10 Zeichnungen von E. Köhler, Pappband. **DM 14,80**/S 119.–

Fred Metzlers Witze mit Pfiff
(0368) Von F. Metzler, 120 S., kart. **DM 6,80**/S 59.–

O frivol ist mir am Abend
Pikante Witze von Fred Metzler. (0388) Von F. Metzler, 128 S., mit Karikaturen, kart. **DM 5,80**/S 49.–

Herrenwitze
(0589) Von G. Wilhelm, 112 S., 31 Zeichnungen, kart. **DM 5,80**/S 49.–

Witze am laufenden Band
(0461) Von F. Asmussen, 118 S., kart. **DM 6,80**/S 59.–

Horror zum Totlachen
Gruselwitze
(0536) Von F. Lautenschläger, 96 S., 44 Zeichnungen, kart. **DM 5,80**/S 49.–

Die besten Ostfriesenwitze
(0495) Hrsg. von O. Freese, 112 S., 17 Zeichnungen, kart. **DM 5,80**/S 49.–

Die Kleidermotte ernährt sich von nichts, sie frißt nur Löcher
Stilblüten, Sprüche und Widersprüche aus Schule, Zeitung, Rundfunk und Fernsehen. (0738) Von P. Haas, D. Kroppach, 112 S., zahlr. Abb., kart. **DM 6,80**/S 59.–

Olympische Witze
Sportlerwitze in Wort und Bild. (0505) Von W. Willnat, 112 S., 126 Zeichnungen, kart. **DM 5,80**/S 49.–

Ich lach mich kaputt! Die besten Kinderwitze
(0545) Von E. Hannemann, 128 S., 15 Zeichnungen, kart. **DM 5,80**/S 49.–

Lach mit!
Witze für Kinder, gesammelt von Kindern. (0468) Hrsg. von W. Pröve, 128 S., 17 Zeichnungen, kart. **DM 6,80**/S 59.–

Die besten Kinderwitze
(0757) Von K. Rank, 120 S., 28 Zeichnungen, kart. **DM 6,80**/S 59.–

Lustige Sketche für Jungen und Mädchen
Kurze Theaterstücke für Jungen und Mädchen. (0669) Von U. Lietz und U. Lange, 104 S., kart. **DM 7,80**/S 69.–

Spielbare Witze für Kinder
(0824) Von H. Schmalenbach, 128 S., 30 Zeichnungen, kart. **DM 9,80**/S 79.–

Natur

Faszination Berg
zwischen Alpen und Himalaya. (4214) Von T. Hiebeler, 96 S., 100 Farbfotos, Pappband. **DM 24,80**/S 198.–

Hilfe für den Wald
Ursachen, Schadbilder, Hilfsprogramme. Was jeder wissen muß, um unser wichtigstes Öko-System zu retten. (4164) Von K. F. Wentzel, R. Zundel, 128 S., 178 Farb- und 6 s/w-Fotos, 60 Zeichnungen, kart. **DM 19,80**/S 159.–

Pilze
erkennen und benennen. (0380) Von J. Raithelhuber, 136 S., 110 Farbfotos, kart. **DM 14,80**/S 119.–

Falken-Handbuch Pilze
Mit über 250 Farbfotos und Rezepten. (4061) Von M. Knoop, 276 S., 250 Farbfotos, Pappband. **DM 39,–**/S 319.–

Das Gartenjahr
Arbeitsplan für den Hobbygärtner. (4075) Von G. Bambach, 152 S., 16 Farbtafeln, 141 Abb., kart. **DM 16,80**/S 139.–

Gartenteiche und Wasserspiele
planen, anlegen und pflegen. (4083) Von H. R. Sikora, 160 S., 31 Farb- und 31 s/w-Fotos, 73 Zeichnungen, Pappband. **DM 29,80**/S 239.–

Wasser im Garten
Von der Vogeltränke zum Naturteich – Natürliche Lebensräume selbst gestalten. (4230) Von H. Hendel, 240 S., 247 Farbfotos, 68 Farbzeichungen, Pappband. **DM 59,–**/S 479.–

Gärtnern
(5004) Von I. Manz, 64 S., 38 Farbfotos, Pappband. **DM 14,80**/S 119.–

Gärtner Gustavs Gartenkalender
Arbeitspläne · Pflanzenporträts · Gartenlexikon. (4155) Von G. Schoser, 120 S., 146 Farbfotos, 13 Tabellen, 203 farbige Zeichnungen, Pappband. **DM 24,80**/S 198.–

Ziersträucher und -bäume im Garten
(5071) Von I. Manz, 64 S., 91 Farbfotos, Pappband. **DM 14,80**/S 119.–

Das Blumenjahr
Arbeitsplan für drinnen und draußen. (4142) Von G. Vocke, 136 S., 15 Farbtafeln, kart. **DM 14,80**/S 119.–

Der richtige Schnitt von Obst- und Ziergehölzen, Rosen und Hecken
(0619) Von E. Zettl, 88 S., 8 Farbtafeln, 39 Zeichnungen, 21 s/w-Fotos, kart. **DM 7,80**/S 69.–

Blumenpracht im Garten
(5014) Von I. Manz, 64 S., 93 Farbfotos, Pappband. **DM 14,80**/S 119.–

Blütenpracht in Haus und Garten
(4145) Von M. Haberer, u. a., 352 S., 1012 Farbfotos, Pappband. **DM 39,–**/S 319.–

Sag's mit Blumen
Pflege und Arrangieren von Schnittblumen. (5103) Von P. Möhring, 64 S., 68 Farbfotos, 2 s/w-Abb., Pappband. **DM 14,80**/S 119.–

Grabgestaltung
Bepflanzung und Pflege zu jeder Jahreszeit. (5120) Von N. Uhl, 64 S., 77 Farbfotos, 2 Zeichnungen, Pappband. **DM 16,80**/S 139.–

Wintergärten
Das Erlebnis, mit der Natur zu Wohnen. Planen, Bauen und Gestalten. (4256) Von LOG, ID, 136 S., 130 Farbfotos, 107 Zeichnungen, Pappband. **DM 49,–**/S 398.–

Leben im Naturgarten
Der Biogärtner und seine gesunde Umwelt. (4124) Von N. Jorek, 128 S., 68 s/w-Fotos, kart. **DM 14,80**/S 119.–

So wird mein Garten zum Biogarten
Alles über die Umstellung auf naturgemäßen Anbau. (0706) Von I. Gabriel, 128 S., 73 Farbfotos, 54 Farbzeichnungen, kart. **DM 14,80**/S 119.–

Gesunde Pflanzen im Biogarten
Biologische Maßnahmen bei Schädlingsbefall und Pflanzenkrankheiten. (0707) Von I. Gabriel, 128 S., 126 Farbfotos, 12 Farbzeichnungen, kart. **DM 14,80**/S 119.–

Kosmische Einflüsse auf unsere Gartenpflanzen
Sterne beeinflussen Wachstum und Gesundheit der Pflanzen (0708) Von I. Gabriel, 112 S., 57 Farbfotos, 43 Farbzeichnungen, kart. **DM 14,80**/S 119,–

Der Biogarten unter Glas und Folie
Ganzjährig erfolgreich ernten. (0722) Von I. Gabriel, 128 S., 62 Farbfotos, 45 Farbzeichnungen, kart. **DM 14,80**/S 119,–

Obst und Beeren im Biogarten
Gesunde und schmackhafte Früchte durch natürlichen Anbau. (0780) Von I. Gabriel, 128 S., 38 Farbfotos, 71 Farbzeichnungen, kart. **DM 14,80**/S 119,–

Neuanlage eines Biogartens
Planung, Bodenvorbereiten, Gestaltung. (0721) Von I. Gabriel, 128 S., 73 Farbfotos, 39 Farbzeichnungen, kart. **DM 14,80**/S 119,–

Der biologische Zier- und Wohngarten
Planen, Vorbereiten, Bepflanzen und Pflegen. (0748) Von I. Gabriel, 128 S., 72 Farbfotos, 46 Farbzeichnungen, kart. **DM 14,80**/S 119,–

Gemüse im Biogarten
Gesunde Ernte durch naturgemäßen Anbau (0830) Von I. Gabriel, 128 S., 26 Farbfotos, 86 Farbzeichnungen, kart. **DM 14,80**/S 119,–

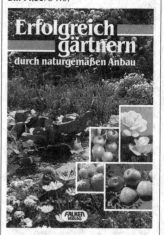

Erfolgreich gärtnern
durch naturgemäßen Anbau (4252) Von I. Gabriel, 416 S., 176 Farbfotos, 212 Farbzeichnungen, Pappband. **DM 19,80**/S 159,–

Das Bio-Gartenjahr
Arbeitsplan für naturgemäßes Gärtnern. (4169) Von N. Jorek, 128 S., 8 Farbtafeln, 70 s/w-Abb. kart. **DM 14,80**/S 119,–

Selbstversorgung aus dem eigenen Anbau
Reichen Erntesegen verwerten und haltbar machen. (4182) Von M. Bustorf-Hirsch, M. Hirsch, 216 S., 270 Zeichnungen, Pappband. **DM 29,80**/S 239,–

Mischkultur im Nutzgarten
Mit Jahreskalender und Anbauplänen. (0651) Von H. Oppel, 112 S., 8 Farbtafeln, 23 s/w-Fotos, 29 Zeichnungen, kart. **DM 9,80**/S 79,–

Erfolgreich gärtnern mit Frühbeet und Folie
(0828) Von Dr. Gustav Schoser, 88 S., 8 Farbtafeln, 46 s/w-Fotos, kart. **DM 8,80**/S 74,–

Erfolgstips für den Gemüsegarten
Mit naturgemäßem Anbau zu höherem Ertrag. (0674) Von F. Mühl, 80 S., 30 s/w-Fotos, 4 Zeichnungen, kart. **DM 7,80**/ S 69.–

Erfolgstips für den Obstgarten
Gesunde Früchte durch richtige Sortenwahl und Pflege. (0827) Von F. Mühl, 184 S., 16 Farbtafeln, 33 Zeichnungen, kart. **DM 14,80**/S 119.–

Gemüse, Kräuter, Obst aus dem Balkongarten
– Erfolgreich ernten auf kleinstem Raum. (0694) Von S. Stein, 32 S., 34 Farbfotos, 6 Zeichnungen, Spiralbindung, kart.**DM 7,80**/S 69.–

Keime, Sprossen, Küchenkräuter
am Fenster ziehen – rund ums Jahr. (0658) Von F. und H. Jantzen, 32 S., 55 Farbfotos, Pappband. **DM 6,80**/S 59.–

Balkons in Blütenpracht
zu allen Jahreszeiten. (5047) Von N. Uhl, 64 S., 80 Farbfotos, Pappband. **DM 14,80**/S 119.–

Kübelpflanzen
für Balkon, Terrasse und Dachgarten. (5132) Von M. Haberer, 64 S., 70 Farbfotos, Pappband. **DM 14,80**/S 119.–

Kletterpflanzen
Rankende Begrünung für Fassade, Balkon und Garten. (5140) Von M. Haberer, 64 S., 70 Farbabb., 2 Zeichnungen, Pappband. **DM 14,80**/S 119.–

Mein Kräutergarten rund ums Jahr
Täglich schnittfrisch und gesund würzen. (4192) Von Prof. Dr. G. Lysek, 136 S., 15 Farbtafeln, 91 Zeichnungen, kart. **DM 16,80**/S 139,–

Blühende Zimmerpflanzen
94 Arten mit Pflegeanleitungen. (5010) Von R. Blaich, 64 S., 107 Farbfotos, Pappband. **DM 14,80**/S 119.–

Falken-Handbuch Zimmerpflanzen
1600 Pflanzenporträts. (4082) Von R. Blaich, 432 S., 480 Farbfotos, 84 Zeichnungen, 1600 Pflanzenbeschreibungen, Pappband. **DM 39,–**/S 319,–

Blütenpracht in Grolit 2000
Der neue, mühelose Weg zu farbenprächtigen Zimmerpflanzen. (5127) Von G. Vocke, 64 S., 50 Farbfotos, Pappband. **DM 14,80**/S 119.–

Ziergräser
Über 100 Arten erfolgreich kultivieren. (0829) Von H. Jantra, 104 S., 73 Farbfotos, 6 Farbzeichnungen, kart. **DM 16,80**/S 139,–

Bonsai
Japanische Miniaturbäume und Miniaturlandschaften. Anzucht, Gestaltung und Pflege. (4091) Von H. Lesniewicz, 160 S., 106 Farbfotos, 46 s/w-Fotos, 115 Zeichnungen, gebunden. **DM 68,–**/S 549.–

Zimmerbäume, Palmen und andere Blattpflanzen
Standort, Pflege, Vermehrung, Schädlinge. (5111) Von G. Schoser, 96 S., 98 Farbfotos, 7 Zeichnungen, Pappband. **DM 19,80**/S 159.–

Biologisch zimmergärtnern
Zier- und Nutzpflanzen natürlich pflegen. (4144) Von N. Jorek, 152 S., 15 Farbtafeln, 120 s/w-Fotos, Pappband. **DM 19,80**/S 159.–

Hydrokultur
Pflanzen ohne Erde – mühelos gepflegt. (4080) Von H.-A. Rotter, 120 S., 82 Abb., Pappband. **DM 19,80**/S 159,–

Zimmerpflanzen in Hydrokultur
Leitfaden für problemlose Blumenpflege. (0660) Von H.-A. Rotter, 32 S., 76 Farbfotos, 8 farbige Zeichnungen, Pappband, **DM 7,80**/S 69.–

Sukkulenten
Mittagsblumen, Lebende Steine, Wolfsmilchgewächse u. a. (5070) Von W. Hoffmann, 64 S., 82 Farbfotos, Pappband. **DM 14,80**/S 119.–

Kakteen und andere Sukkulenten
300 Arten mit über 500 Farbfotos. (4116) Von G. Andersohn, 316 S., 520 Farbfotos, 193 Zeichnungen, Pappband. **DM 49,–**/S 398.–

Fibel für Kakteenfreunde
(0199) Von H. Herold, 102 S., 23 Farbfotos, 37 s/w-Abb., kart. **DM 9,80**/S 79.–

Kakteen
Herkunft, Anzucht, Pflege, Arten. (5021) Von W. Hoffmann, 64 S., 70 Farbfotos, Pappband. **DM 14,80**/S 119.–

Kakteen
Faszinierende Formen und Farben (4211) Von K. und F. Schild, 96 S., 127 Farbfotos, Pappband. **DM 24,80**/S 198.–

Orchideen
(4215) Von G. Schoser, 96 S., 143 Farbfotos, Pappband. **DM 24,80**/S 198,–

Falken-Handbuch Orchideen
Lebensraum, Kultur, Anzucht und Pflege. (4231) Von G. Schoser, 144 S., 121 Farbfotos, 28 Farbzeichnungen, Pappband. **DM 29,80**/S 239,–

Falken-Handbuch Katzen
(4158) Von M. B. Gerber, 176 S., 294 Farb- und 88 s/w-Fotos, Pappband. **DM 39,–**/S 319,–

Katzen
Rassen · Haltung · Pflege. (4216) Von B. Eilert-Overbeck, 96 S., 82 Farbfotos, Pappband. **DM 24,80**/S 198.–

Das neue Katzenbuch
Rassen – Aufzucht – Pflege. (0427) Von B. Eilert-Overbeck, 136 S., 14 Farbfotos, 26 s/w-Fotos, kart. **DM 8,80**/S 74.–

Katzenkrankheiten
Erkennung und Behandlung. Steuerung des Sexualverhaltens. (0652) Von Dr. med. vet. R. Spangenberg, 176 S., 64 s/w-Fotos, 4 Zeichnungen, kart. **DM 9,80**/S 79.–

Falken-Handbuch Hunde
(4118) Von H. Bielfeld, 176 S., 222 Farbabbildungen, 73 s/w-Abb., Pappband. **DM 39,–**/S 319.–

Hunde
Rassen · Erziehung · Haltung. (4209) Von H. Bielfeld, 96 S., 101 Farbfotos, Pappband. **DM 24,80**/S 198.–

Das neue Hundebuch
Rassen · Aufzucht · Pflege. (0009) Von W. Busack, überarbeitet von Dr. med. vet. A. H. Hacker und H. Bielfeld, 112 S., 8 Farbtafeln, 27 s/w-Fotos, 6 Zeichnungen, kart. **DM 8,80**/S 74.–

Falken-Handbuch Der Deutsche Schäferhund
(4077) Von U. Förster, 228 S., 160 Abb., Pappband. **DM 29,80**/S 239.–

Der Deutsche Schäferhund
Aufzucht, Pflege und Ausbildung. (0073) Von A. Hacker, 104 S., 56 Abb., kart. **DM 7,80**/S 69.–

Dackel, Teckel, Dachshund
Aufzucht · Pflege · Ausbildung. (0508) Von M. Wein-Gysae, 112 S., 4 Farbtafeln, 43 s/w-Fotos, 2 Zeichnungen, kart. **DM 9,80**/S 79.–

Hundeausbildung
Verhalten – Gehorsam – Abrichtung. (0346) Von Prof. Dr. R. Menzel, 96 S., 18 Fotos, kart. **DM 7,80**/S 69.–

Grundausbildung für Gebrauchshunde
Schäferhund, Boxer, Rottweiler, Dobermann, Riesenschnauzer, Airedaleterrier, Hovawart und Bouvier. (0801) Von M. Schmidt und W. Koch, 104 S., 8 Farbtafeln, 51 s/w-Fotos, 5 s/w-Zeichnungen, kart. **DM 9,80**/S 79.–

Hundekrankheiten
Erkennung und Behandlung. Steuerung des Sexualverhaltens. (0570) Von Dr. med. vet. R. Spangenberg, 128 S., 68 s/w-Fotos, 10 Zeichnungen, kart. **DM 9,80**/S 79.–

Falken-Handbuch Pferde
(4186) Von H. Werner, 176 S., 196 Farb- und 50 s/w-Fotos, 100 Zeichnungen, Pappband. **DM 48,–**/S 389,–

Ponys
Rassen, Haltung, Reiten. (4205) Von S. Braun, 96 S., 84 Farbfotos, Pappband. **DM 24,80**/S 198.–

Wellensittiche
Arten · Haltung · Pflege · Sprechunterricht · Zucht. (5136) Von H. Bielfeld, 64 S., 59 Farbfotos, Pappband. **DM 14,80**/S 119.–

Papageien und Sittiche
Arten · Pflege · Sprechunterricht. (0591) Von H. Bielfeld, 112 S., 8 Farbtafeln, kart. **DM 9,80**/S 79.–

Geflügelhaltung als Hobby
(0749) Von M. Baumeister, H. Meyer, 184 S., 8 Farbtafeln, 47 s/w-Fotos, 15 Zeichnungen, kart. **DM 16,80**/S 139,–

DIE TIERSPRECHSTUNDE Alles über Igel in Natur und Garten
(0810) Von Dr. med. vet. E. M. Bartenschlager, 68 S., 71 Farbfotos, kart. **DM 9,80**/S 79.–

DIE TIERSPRECHSTUNDE Alles über Meerschweinchen
(0809) Von Dr. med. vet. E. M. Bartenschlager, 72 S., 43 Farbfotos, 11 Farbzeichnungen, kart. **DM 9,80**/S 79.–

DIE TIERSPRECHSTUNDE Tiere im Wassergarten
(0808) Von Dr. med. vet. E. M. Bartenschlager, 96 S., 32 Farbfotos, 7 Zeichnungen, kart. **DM 9,80**/S 79,–

Das Süßwasser-Aquarium
Einrichtung, Pflege · Fische · Pflanzen. (0153) Von H. J. Mayland, 152 S., 16 Farbtafeln, 43 s/w-Zeichnungen, kart. **DM 12,80**/S 99,–

Falken-Handbuch Süßwasser-Aquarium
(4191) Von H. J. Mayland, 288 S., 564 Farbfotos, 75 Zeichnungen, Pappband. **DM 49,–**/S 398,–

FALKEN VERLAG

Cichliden
Pflege, Herkunft und Nachzucht der wichtigsten Buntbarscharten. (5144) Von Jo in't Veen, 96 S., 163 Farbfotos, Pappband. **DM 19,80**/S 159,–

Gesundheit

Die Frau als Hausärztin
Der unentbehrliche Ratgeber für die Gesundheit. (4072) Von Dr. med. A. Fischer-Dückelmann, 808 S., 14 Farbtafeln, 146 s/w-Fotos, 203 Zeichnungen, Pappband. **DM 29,80**/S 239,–

Heiltees und Kräuter für die Gesundheit
(4123) Von G. Leibold, 136 S., 15 Farbtafeln, 16 Zeichnungen, kart. **DM 14,80**/S 119.–

Falken-Handbuch
Heilkräuter
Modernes Lexikon der Pflanzen und Anwendungen (4076) Von G. Leibold, 392 S., 183 Farbfotos, 22 Zeichnungen, geb. **DM 39,**–/S 319.–

Die farbige Kräuterfibel
Heil- und Gewürzpflanzen. (0245) Von I. Gabriel, 196 S., 49 farbige und 97 s/w-Abb., kart. **DM 14,80**/ S 119.–

Falken-Handbuch
Bio-Medizin
Alles über die moderne Naturheilpraxis. (4136) Von G. Leibold, 552 S., 38 Farbfotos, 232 s/w-Abb., Pappband. **DM 39,**–/ S 319.–

Enzyme
(0677) Von G. Leibold, 96 S., kart. **DM 9,80**/S 79.–

Heilfasten
(0713) Von G. Leibold, 108 S., kart. **DM 9,80**/S 79.–

Besser leben durch Fasten
(0841) Von K. Zebroff, 100 S., kart. **DM 9,80**/S 79.–

Krebsangst und Krebs behandeln
Mit einem Vorwort von Prof. Dr. med. Friedrich Douwes (0839) Von G. Leibold, 104 S., kart. **DM 9,80**/S 79,–

Allergien behandeln und lindern
Mit einem Vorwort von Prof. Dr. med. Axel Stemmann (0840) Von G. Leibold, 104 S., 4 Zeichnungen, kart. **DM 9,80**/S 79.–

Rheuma behandeln und lindern
Mit einem Vorwort von Dr. med. Max-Otto-Bruker (0836) Von G. Leibold, 104 S., kart. **DM 9,80**/S 79,–

Die echte Schroth-Kur
(0797) Von Dr. med. R. Schroth, 88 S., 2 s/w-Fotos, kart. **DM 9,80**/S 79,–

Streß bewältigen durch Entspannung
(0834) Von Dr. med. Chr. Schenk, 88 S., 29 Zeichnungen, kart. **DM 9,80**/S 79.–

So lebt man länger nach Dr. Le Comptes Erfolgsmethode!
Vital und gesund bis ins hohe Alter. (4129) Von Dr. H. Le Compte, P. Pervenche, 224 S., gebunden. **DM 24,80**/S 198.–

Gesundheit und Spannkraft durch Yoga
(0321) Von L. Frank und U. Ebbers, 112 S., 50 s/w-Fotos, kart. **DM 7,80**/S 69.–

Yoga für jeden
(0341) Von K. Zebroff, 156 S., 135 Abb., Spiralbindung, **DM 20,**–/S 160.–

Yoga für Schwangere
Der Weg zur sanften Geburt. (0777) Von V. Bolesta-Hahn, 108 S., 76 2-farbige Abb. **DM 12,80**/S 99,–

Yoga gegen Haltungsschäden und Rückenschmerzen
(0394) Von A. Raab, 104 S., 215 Abb., kart. **DM 6,80**/S 59.–

Hypnose und Autosuggestion
Methoden – Heilwirkungen – praktische Beispiele. (0483) Von G. Leibold, 116 S., kart. **DM 7,80**/S 69.–

Gesund durch Gedankenenergie
Heilung im gemeinsamen Kraftfeld (6035) Nur VHS, 45 Min., in Farbe **DM 69,**–/S 619,–
(unverbindliche Preisempfehlung)

Autogenes Training
Anwendung · Heilwirkungen · Methoden. (0541) Von R. Faller, 128 S., 3 Zeichnungen, kart. **DM 9,80**/S 79.–

Die fernöstliche Fingerdrucktherapie Shiatsu
Anleitungen zur Selbsthilfe – Heilwirkungen. (0615) Von G. Leibold, 196 S., 180 Abb., kart. **DM 16,80**/S 139.–

Eigenbehandlung durch Akupressur
Heilwirkungen – Energielehre – Meridiane. (0417) Von G. Leibold, 152 S., 78 Abb., kart. **DM 9,80**/S 79.–

Chinesische Naturheilverfahren
Selbstbehandlung mit bewährten Methoden der physikalischen Therapie. Atemtherapie · Heilgymnastik · Selbstmassage · Vorbeugen · Behandeln · Entspannen. (4247) Von F. Tjoeng Lie, 160 S., 292 zweifarbige Zeichnungen, Pappband. **DM 29,80**/S 239.–

Bauch, Taille und Hüfte gezielt formen durch **Aktiv-Yoga**
(0709) Von K. Zebroff, 112 S., 102 Farbfotos, Spiralbindung, **DM 14,80**/S 119.–

10 Minuten täglich Tele-Gymnastik
(5102) Von B. Manz und K. Biermann, 128 S., 381 Abb., kart. **DM 14,80**/S 119.–

Gesund und fit durch Gymnastik
(0366) Von H. Pilss-Samek, 132 S., 150 Abb., kart. **DM 9,80**/S 79.–

Stretching
Mit Dehnungsgymnastik zu Entspannung, Geschmeidigkeit und Wohlbefinden. (0717) Von H. Schulz, 80 S., 90 s/w-Fotos, kart. **DM 7,80**/S 69.–

Gesund und leistungsfähig durch **Konditionsübungen, Fitneßtraining, Wirbelsäulengymnastik**
(0844) Von R. Milser, K. Grafe, 104 S., 99 Farbfotos, 12 Farbzeichnungen, 5 s/w-Zeichnungen kart. **DM 16,80**/ S 139.–

Gesundheit durch altbewährte Kräuterrezepte und Hausmittel aus der **Natur-Apotheke**
(4156) Von G. Leibold, 236 S., 8 Farbtafeln, 100 Zeichnungen, kart., **DM 19,80**/S 159.–
(4157) Pappband, **29,80**/S 239.–

Diät bei Krankheiten des Magens und Zwölffingerdarms
Rezeptteil von B. Zöllner. (3201) Von Prof. Dr. med. H. Kaess, 96 S., 4 Farbtafeln, kart. **DM 10,80**/S 85.–

Diät bei Herzkrankheiten und Bluthochdruck
Salzarme (natriumarme) Kost. Rezeptteil von B. Zöllner. (3202) Von Prof. Dr. med. H. Rottka, 92 S., 4 Farbtafeln, kart. **DM 10,80**/S 85.–

Diät bei Erkrankungen der Nieren, Harnwege und bei Dialysebehandlung
Völlig überarbeitete Neuauflage, durchgehend farbig bebildert. Rezeptteil von B. Zöllner. (3203) Von Prof. Dr. med. H. J. Sarre und Prof. Dr. med. R. Kluthe, ca. 100 S., ca. 50 Farbfotos, kart. **DM 12,80**/S 99.–
(erscheint März '87)

Richtige Ernährung wenn man älter wird
Völlig überarbeitete Neuauflage, durchgehend farbig bebildert. Rezeptteil von B. Zöllner. (3204) Von Priv.-Doz. Dr. med. H.-J. Pusch und Dr. med. W. Koch, ca. 100 S., ca. 50 Farbfotos, kart. **DM 12,80**/S 99.–
(erscheint Juni '87)

Diät bei Gicht und Harnsäuresteinen
Rezeptteil von B. Zöllner. (3205) Von Prof. Dr. med. N. Zöllner, 80 S., 4 Farbtafeln, kart. **DM 10,80**/S 85.–

Diät bei Zuckerkrankheit
Rezeptteil von B. Zöllner. (3206) Von Prof. Dr. med. P. Dieterle, 80 S., 4 Farbtafeln, kart. **DM 10,80**/S 85.–

Diät bei Krankheiten der Gallenblase, Leber und Bauchspeicheldrüse
Rezeptteil von B. Zöllner. (3207) Von Prof. Dr. med. H. Kasper, 88 S., 4 Farbtafeln, kart. **DM 10,80**/S 85.–

Diät bei Störungen des Fettstoffwechsels und zur Vorbeugung der Arteriosklerose
Rezeptteil von B. Zöllner. (3208) Von Prof. Dr. med. G. Wolfram und Dr. med. O. Adam, 104 S., 4 Farbtafeln, kart. **DM 10,80**/S 85.–

Diät bei Übergewicht
Völlig überarbeitete Neuauflage, durchgehend farbig bebildert. Rezeptteil von B. Zöllner. (3209) Von Priv.-Doz. Dr. med. Ch. Keller, ca. 100 S., ca. 50 Farbfotos, kart. **DM 12,80**/S 99.–
(erscheint August '87)

Diät bei Darmkrankheiten
Durchfall – Divertikulose, Reizdarm und Darmträgheit – einheimische Sprue (Zöliakie) – Disaccharidasemangel – Dünndarmresektion – Dumping Syndrom. Rezeptteil von B. Zöllner. (3211) Von Prof. Dr. med. G. Strohmeyer, 88 S., 4 Farbtafeln, kart. **DM 10,80**/S 85.–

Ballaststoffreiche Kost bei Funktionsstörungen des Darms
Rezeptteil von B. Zöllner. (3212) Von Prof. Dr. med. H. Kasper, ca. 100 S., ca. 50 Farbfotos, kart. **DM 12,80**/S 98,–

Bildatlas des menschlichen Körpers
(4177) Von G. Pogliani, V. Vannini, 112 S., 402 Farbabb., 28 s/w-Fotos, Pappband, **DM 29,80**/S 239.–

Fußmassage
Reflexzonentherapie am Fuß (0714) Von G. Leibold, 96 S., 38 Zeichnungen, kart. **DM 9,80**/S 79.–

Rheuma und Gicht
Krankheitsbilder, Behandlung, Therapieverfahren, Selbstbehandlung, richtige Lebensführung und Ernährung. (0712) Von Dr. J. Höder, J. Bandick, 104 S., kart. **DM 9,80**/S 79.–

Krampfadern
Ursachen, Vorbeugung, Selbstbehandlung, Therapieverfahren. (0727) Von Dr. med. K. Steffens, 96 S., 38 Abb., kart. **DM 9,80**/S 79.–

Gallenleiden
Krankheitsbilder, Behandlung, Therapieverfahren, Selbstbehandlung, Richtige Lebensführung und Ernährung. (0673) Von Dr. med. K. Steffens, 104 S., 34 Zeichnungen, kart. **DM 9,80**/S 79.–

Asthma
Pseudokrupp, Bronchitis und Lungenemphysem. (0778) Von Prof. Dr. med. W. Schmidt, 120 S., 56 Zeichnungen, kart. **DM 9,80**/S 79.–

Fastenkuren
Wege zur gesunden Lebensführung. Rezepte und Tips für die Nachfastenzeit. Kurzfasten · Saftfastenkuren · Fastenschalttage · Heilfasten (4248) Von Ha. A. Mehler, H. Keppler, 144 S., 16 s/w-Fotos, 9 Zeichnungen, Pappband. **DM 29,80**/S 239.–

Vitamine und Ballaststoffe
So ermittle ich meinen täglichen Bedarf (0746) Von Prof. Dr. M. Wagner, I. Bongartz, 96 S., 6 Farbabb., zahlreiche Tabellen, kart. **DM 9,80**/S 79.–

Darmleiden
Krankheitsbilder, Behandlung, Selbstbehandlung, Richtige Lebensführung und Ernährung. (0798) Von Dr. med. K. Steffens, 112 S., 46 Zeichnungen, kart. **DM 9,80**/S 79.–

Massage
(0750) Von B. Rumpler, K. Schutt, 112 S., 116 2-farbige Zeichnungen, kart. **DM 12,80**/S 99.–

Ratgeber Aids
Entstehung, Ansteckung, Krankheitsbilder, Heilungschancen, Schutzmaßnahmen. (0803) Von B. Baartman, Vorwort von Dr. med. H. Jäger, 112 S., 8 Farbtafeln, 4 Grafiken, kart. **DM 16,80**/S 139.–

Wenn Kinder krank werden
Medizinischer Ratgeber für Eltern. (4240) Von Dr. med. I. J. Chasnoff, B. Nees-Delaval, 232 S., 163 Zeichnungen, Pappband. **DM 29,80**/S 239.–

Ratgeber Lebenshilfe

Umgangsformen heute
Die Empfehlungen des Fachausschusses für Umgangsformen. (4015) 282 S., 160 s/w-Fotos, 25 Zeichnungen, Pappband. **DM 29,80**/S 239.–

Der gute Ton
Ein moderner Knigge. (0063) Von I. Wolter, 168 S., 38 Zeichnungen, 53 s/w-Fotos, kart. **DM 9,80**/S 79.–

Haushaltstips von A bis Z
(0759) Von A. Ruge, 80 S., 30 Zeichnungen, kart. **DM 7,80**/S 69.–

Wir heiraten
Ratgeber zur Vorbereitung und Festgestaltung der Verlobung und Hochzeit. (4188) Von C. Poensgen, 216 S., 8 s/w-Fotos, 30 s/w-Zeichnungen, 8 Farbtafeln, Pappband. **DM 19,80**/S 159.–

Der schön gedeckte Tisch
Vom einfachen Gedeck bis zur Festtafel stimmungsvoll und perfekt arrangiert (4246) Von H. Tapper, 112 S., 206 Farbabbildungen, 21 s/w-Abbildungen, Pappband. **DM 24,80**/S 198.–

Familienforschung · Ahnentafel · Wappenkunde
Wege zur eigenen Familienchronik. (0744) Von P. Bahn, 128 S., 8 Farbtafeln, 30 Abbildungen, kart. **DM 14,80**/S 119.–

Die Kunst der freien Rede
Ein Intensivkurs mit vielen Übungen, Beispielen und Lösungen. (4189) Von G. Hirsch, 232 S., 11 Zeichnungen, Pappband. **DM 29,80**/S 239.–

Reden zur Taufe, Kommunion und Konfirmation
(0751) Von G. Georg, 96 S., kart. **DM 6,80**/S 59.–

Der richtige Brief zu jedem Anlaß
Das moderne Handbuch mit 400 Musterbriefen. (4179) Von H. Kirst, 376 S., Pappband. **DM 26,80**/S 218.–

Von der Verlobung zur Goldenen Hochzeit
(0393) Von E. Ruge, 120 S., kart. **DM 6,80**/S 59.–

Reden zur Hochzeit
Musteransprachen für Hochzeitstage. (0654) Von G. Georg, 112 S., kart. **DM 6,80**/S 59.–

Glückwünsche, Toasts und Festreden zur Hochzeit
(0264) Von I. Wolter, 128 S., 18 Zeichnungen, kart. **DM 7,80**/S 69.–

Hochzeits- und Bierzeitungen
Muster, Tips und Anregungen. (0288) Von H.-J. Winkler, mit vielen Text- und Gestaltungsanregungen, 116 S., 15 Abb., 1 Musterzeitung, kart. **DM 6,80**/S 59.–

Kindergedichte zur Grünen, Silbernen und Goldenen Hochzeit
(0318) Von H.-J. Winkler, 104 S., 20 Abb., kart. **DM 6,80**/S 59.–

Die Silberhochzeit
Vorbereitung · Einladung · Geschenkvorschläge · Dekoration · Festablauf · Menüs · Reden · Glückwünsche. (0542) Von K. F. Merkle, 120 S., 41 Zeichnungen, kart. **DM 9,80**/S 79.–

Großes Buch der Glückwünsche
(0255) Hrsg. von O. Fuhrmann, 240 S., 77 Zeichnungen und viele Gestaltungsvorschläge, kart. **DM 6,80**/S 59.–

Neue Glückwunschfibel
für Groß und Klein. (0156) Von R. Christian-Hildebrandt, 96 S., kart. **DM 5,80**/S 49.–

Glückwunschverse für Kinder
(0277) Von B. Ulrici, 80 S., kart. **DM 5,80**/S 49.–

Die Redekunst
Rhetorik · Rednererfolg (0076) Von K. Wolter, überarbeitet von Dr. W. Tappe, 80 S., kart. **DM 5,80**/S 49.–

Reden und Ansprachen
für jeden Anlaß. (4009) Hrsg. von F. Sicker, 454 S., gebunden. **DM 39,–**/S 319.–

Reden zum Jubiläum
Musteransprachen für viele Gelegenheiten (0595) Von G. Georg, 112 S., kart. **DM 6,80**/S 59.–

Reden zum Ruhestand
Musteransprachen zum Abschluß des Berufslebens (0790) Von G. Georg, 104 S., kart. **DM 7,80**/S 69.–

Reden und Sprüche zu Grundsteinlegung, Richtfest und Einzug
(0598) Von A. Bruder, G. Georg, 96 S., kart. **DM 6,80**/S 59.–

Reden zu Familienfesten
Musteransprachen für viele Gelegenheiten. (0675) Von G. Georg, 108 S., kart. **DM 6,80**/S 59.–

Reden zum Geburtstag
Musteransprachen für familiäre und offizielle Anlässe. (0773) Von G. Georg, 104 S., kart. **DM 7,80**/S 69.–

Festreden und Vereinsreden
Ansprachen für festliche Gelegenheiten. (0069) Von K. Lehnhoff, E. Ruge, 88 S., kart. **DM 5,80**/S 49.–

Reden im Verein
Musteransprachen für viele Gelegenheiten. (0703) Von G. Georg, 112 S., kart., **DM 6,80**/S 59.–

Trinksprüche
Fest- und Damenreden in Reimen. (0791) Von L. Metzner, 88 S., 14 s/w-Zeichnungen, kart. **DM 7,80**/S 69.–

Trinksprüche, Richtsprüche, Gästebuchverse
(0224) Von D. Kellermann, 80 S., kart. **DM 5,80**/S 49.–

Ins Gästebuch geschrieben
(0576) Von K. H. Trabeck, 96 S., 24 Zeichnungen, kart. **DM 7,80**/S 69.–

Poesiealbumverse
Heiteres und Besinnliches. (0578) Von A. Göttling, 112 S., 20 Zeichnungen, Pappband. **DM 14,80**/S 119.–

Verse fürs Poesiealbum
(0241) Von I. Wolter, 96 S., 20 Abb., kart. **DM 5,80**/S 49.–

Rosen, Tulpen, Nelken . . .
Beliebte Verse fürs Poesiealbum
(0431) Von W. Pröve, 96 S., 11 Faksimile-Abb., kart. **DM 5,80**/S 49.–

Der Verseschmied
Kleiner Leitfaden für Hobbydichter. Mit Reimlexikon. (0597) Von T. Parisius, 96 S., 28 Zeichnungen, kart. **DM 7,80**/S 69.–

Moderne Korrespondenz
Handbuch für erfolgreiche Briefe. (4014) Von H. Kirst und W. Manekeller, 544 S., gebunden. **DM 39,–**/S 319.–

Der neue Briefstellte
Musterbriefe für alle Gelegenheiten. (0060) Von I. Wolter-Rosendorff, 112 S., kart. **DM 5,80**/S 49.–

Geschäftliche Briefe
des Privatmanns, Handwerkers, Kaufmanns. (0041) Von A. Römer, 120 S., kart. **DM 6,80**/S 59.–

Behördenkorrespondenz
Musterbriefe – Anträge – Einsprüche. (0412) Von E. Ruge, 120 S., kart. **DM 7,80**/S 69.–

Musterbriefe
für alle Gelegenheiten. (0231) Hrsg. von O. Fuhrmann, 240 S., kart. **DM 9,80**/S 79.–

Privatbriefe
Muster für alle Gelegenheiten. (0114) Von I. Wolter-Rosendorff, 132 S., kart. **DM 6,80**/S 59.–

Briefe zu Geburt und Taufe
Glückwünsche und Danksagungen. (0802) Von H. Beitz, 96 S., 12 Zeichnungen, kart. **DM 9,80**/S 79.–

Briefe zum Geburtstag
Glückwünsche und Danksagungen (0822) Von H. Beitz, 104 S., 22 Zeichnungen, kart. **DM 7,80**/S 69.–

Verzeichnisses (s. Seite 1) – Änderungen, im besonderen die Preise, vorbehalten – 13

Erfolgstips für den Schriftverkehr
Briefwechsel leicht gemacht durch einfachen Stil und klaren Ausdruck (0678)
Von U. Schoenwald, 120 S., kart.
DM 9,80/S 79.–

Worte und Briefe der Anteilnahme
(0464) Von E. Ruge, 128 S., mit vielen Abb., kart. **DM 9,80**/S 79.–

Reden in Trauerfällen
Musteransprachen für Beerdigungen und Trauerfeiern (0736) Von G. Georg, 104 S., kart. **DM 6,80**/S 59.–

Lebenslauf und Bewerbung
Beispiele für Inhalt, Form und Aufbau. (0428) Von H. Friedrich, 112 S., kart.
DM 6,80/S 59.–

Erfolgreiche Bewerbungsbriefe und Bewerbungsformen.
(0138) Von W. Manekeller, 88 S., kart.
DM 5,80/S 49.–

Die erfolgreiche Bewerbung
Bewerbung und Vorstellung. (0173) Von W. Manekeller, 156 S., kart.
DM 9,80/S 79.–

Die Bewerbung
Der moderne Ratgeber für Bewerbungsbriefe, Lebenslauf und Vorstellungsgespräche. (4138) Von W. Manekeller, 264 S., Pappband. **DM 19,80**/S 159.–

Vorstellungsgespräche
sicher und erfolgreich führen. (0636) Von H. Friedrich, 144 S., kart.
DM 9,80/S 79.–

Keine Angst vor Einstellungstests
Ein Ratgeber für Bewerber. (0793) Von Ch. Titze, 120 S., 67 Zeichnungen, kart.
DM 9,80/S 79.–

Zeugnisse im Beruf
richtig schreiben, richtig verstehen. (0544) Von H. Friedrich, 112 S., kart.
DM 9,80/S 79.–
In Anerkennung Ihrer . . .

Lob und Würdigung in Briefen und Reden.
(0535) Von H. Friedrich, 136 S., kart.
DM 9,80/S 79.–

Erfolgreiche Kaufmannspraxis
Wirtschaftliche Grundlagen, Geld, Kreditwesen, Steuern, Betriebsführung, Recht, EDV. (4046) Von W. Göhler, H. Gölz, M. Heibel, Dr. D. Machenheimer, 544 S., gebunden. **DM 39,–**/S 319.–

Arbeitsrecht
Praktischer Ratgeber für Arbeitnehmer und Arbeitgeber. (0594) Von J. Beuthner, 192 S., kart. **DM 16,80**/S 139.–

Mietrecht
Leitfaden für Mieter und Vermieter. (0479) Von J. Beuthner, 196 S., kart.
DM 14,80/S 119.–

Familienrecht
Ehe – Scheidung – Unterhalt. (4190) Von T. Drewes, R. Hollender, 368 S., Pappband. **DM 29,80**/S 239.–

Erziehungsgeld, Mutterschutz, Erziehungsurlaub
Alles über das neue Recht für Eltern. Mit den Gesetzestexten. (0835) Von J. Grönert, 144 S., kart. **DM 12,80**/S 99.–

Scheidung und Unterhalt
nach dem neuen Eherecht. Mit dem Unterhaltsänderungsgesetz 1986. (0403) Von Rechtsanwalt H. T. Drewes, 112 S., mit Kosten- und Unterhaltstabellen, kart. **DM 7,80**/S 69.–

Testament und Erbschaft
Erbfolge, Rechte und Pflichten der Erben, Erbschafts- und Schenkungssteuer, Mustertestamente. (4139) Von T. Drewes, R. Hollender, 304 S., Pappband.
DM 26,80/S 218.–

Erbrecht und Testament
Mit Erläuterungen des Erbschaftssteuergesetzes von 1974. (0046) Von Dr. jur. H. Wandrey, 124 S., kart. **DM 6,80**/S 59.–

Endlich 18 und nun?
Rechte und Pflichten mit der Volljährigkeit. (0646) Von R. Rathgeber, 224 S., 27 Zeichnungen, kart. **DM 14,80**/S 119.–

Was heißt hier minderjährig?
(0765) Von R. Rathgeber, C. Rummel, 148 S., 50 Fotos, 25 Zeichnungen, kart.
DM 14,80/S 119.–

Erfolgreiche Bewerbung um einen Ausbildungsplatz
(0715) Von H. Friedrich, 136 S., kart.
DM 9,80/S 79.–

Elternsache Grundschule
(0692) Hrsg. von K. Meynersen, 324 S., kart. **DM 26,80**/S 218.–

Sexualberatung
(0402) Von Dr. M. Röhl, 168 S., 8 Farbtafeln, 17 Zeichnungen, Pappband.
DM 19,80/S 159.–

Die Kunst des Stillens
nach neuesten Erkenntnissen · (0701) Von Prof. Dr. med. E. Schmidt/S. Brunn, 112 S., 20 Fotos und Zeichnungen, kart. **DM 9,80**/S 79.–

Wenn Sie ein Kind bekommen
(4003) Von U. Klamroth, Dr. med. H. Oster, 240 S., 86 s/w-Fotos, 30 Zeichnungen, Pappband. **DM 24,80**/S 198.–

Vorbereitung auf die Geburt
Schwangerschaftsgymnastik, Atmung, Rückbildungsgymnastik. (0251) Von S. Buchholz, 112 S., 98 s/w-Fotos, kart.
DM 6,80/S 59.–

Wie soll es heißen?
(0211) Von D. Köhr, 136 S., kart.
DM 5,80/S 49.–

Das Babybuch
Pflege · Ernährung · Entwicklung. (0531) Von A. Burkert, 128 S., 16 Farbtafeln, 38 s/w-Fotos, 30 Zeichnungen, kart.
DM 12,80/S 99.–

Wenn der Mensch zum Vater wird
Ein heiter-besinnlicher Ratgeber. (4259) Von D. Zimmer, 160 S., 20 Zeichnungen, Pappband. **DM 19,80**/S 159.–

Falken-Handbuch
Umweltschutz
Das Öko-Testbuch zur Eigeninitiative. Sonderteil Radioaktivität: Folgen und Maßnahmen. (4160) Von M. Häfner, 352 S., 400 Farbfotos, 137 farbige Zeichnungen, Pappband.
DM 39,–/S 319.–

Die neue Lebenshilfe **Biorhythmik**
Höhen und Tiefen der persönlichen Lebenskurven vorausberechnen und danach handeln. (0458) Von W. A. Appel, 157 S., 63 Zeichnungen, kart.
DM 12,80/S 99.–

Vom Urkrümel zum Atompilz
Evolution – Ursache und Ausweg aus der Krise. (4181) Von J. Voigt, 188 S., 20 Farb- und 70 s/w-Fotos, 32 Zeichnungen, kart. **DM 19,80**/S 159.–

Neues Denken – alte Geister
New Age unter der Lupe. (4278) Von G. Myrell, Dr. W. Schmandt, J. Voigt, 176 S., 54 Farbfotos, 3 Zeichnungen, kart. **DM 19,80**/S 159.–

Dinosaurier
und andere Tiere der Urzeit. (4219) Von G. Alschner, 96 S., 81 Farbfotos, 4 Fotos, Pappband. **DM 24,80**/S 198.–

Der Sklave Calvisius
Alltag in einer römischen Provinz 150 n. Chr. (4058) Von A. Ammermann, T. Röhrig, G. Schmidt, 120 S., 99 Farbabb., 47 s/w-Abb., Pappband.
DM 19,80/S 159.–

ZDF · ORF · DRS
Kompaß Jugend-Lexikon
(4096) Von R. Kerler, J. Blum, 336 S., 766 Farbfotos, 39 s/w-Abb., Pappband.
DM 39,–/S 319.–

Psycho-Tests
– Erkennen Sich sich selbst. (0710) Von B. M. Nash, R. B. Monchick, 304 S., 81 Zeichnungen, kart. **DM 16,80**/S 139.–

Falken-Handbuch **Astrologie**
Charakterkunde · Schicksal · Liebe und Beruf · Berechnung und Deutung von Horoskopen · Aszendenttabelle. (4068) Von B. A. Mertz, 342 S., mit 60 erläuternden Grafiken, gebunden.
DM 29,80/S 239.–

Selbst Wahrsagen mit Karten
Die Zukunft in Liebe, Beruf und Finanzen. (0404) Von R. Koch, 112 S., 252 Abb., Pappband. **DM 12,80**/S 99.–

Weissagen, Hellsehen, Kartenlegen . . .
Wie jeder die geheimen Kräfte ergründen und für sich nutzen kann. (4197) Von G. Haddenbach, 192 S., 40 Zeichnungen, Pappband. **DM 19,80**/S 159.–

Frauenträume, Männerträume
und ihre Bedeutung. (4198) Von G. Senger, 272 S., mit Traumlexikon, Pappband. **DM 29,80**/S 239.–

Wie Sie im Schlaf das Leben meistern
Schöpferisch träumen
Der Klartraum als Lebenshilfe. (4258) Von Prof. Dr. P. Tholey, K. Utecht, 256 S., 1 s/w-Foto, 20 Zeichnungen, Pappband. **DM 29,80**/S 239.–

Wahrsagen mit Tarot-Karten
(0482) Von E. J. Nigg, 112 S., 4 Farbtafeln, 52 s/w-Abb., Pappband.
DM 14,80/S 119.–

Aztekenhoroskop
Deutung von Liebe und Schicksal nach dem Aztekenkalender. (0543) Von C.-M. und R. Kerler, 160 S., 20 Zeichnungen, Pappband. **DM 9,80**/S 79.–

Was sagt uns das Horoskop?
Praktische Einführung in die Astrologie. (0655) Von B. A. Mertz, 176 S., 25 Zeichnungen, kart. **DM 9,80**/S 79.–

Das Super-Horoskop
Der neue Weg zur Deutung von Charakter, Liebe und Schicksal nach chinesischer und abendländischer Astrologie. (0465) Von G. Haddenbach, 175 S., kart.
DM 9,80/S 79.–

Liebeshoroskop für die 12 Sternzeichen
Alles über Chancen, Beziehungen, Erotik, Zärtlichkeit, Leidenschaft. (0587) Von G. Haddenbach, 144 S., 11 Zeichnungen, kart. **DM 7,80**/S 69.–

Die 12 Sternzeichen
Charakter, Liebe und Schicksal. (0385) Von G. Haddenbach, 160 S., Pappband.
DM 12,80/S 99.–

Die Preise entsprechen dem Status beim Druck dieses

Die 12 Tierzeichen im chinesischen Horoskop
(0423) Von G. Haddenbach, 128 S., Pappband. **DM 9,80**/S 79.–

Sternstunden
für Liebe, Glück und Geld, Berufserfolg und Gesundheit. Das ganz persönliche Mitbringsel für Widder (0621), Stier (0622), Zwillinge (0623), Krebs (0624), Löwe (0625), Jungfrau (0626), Waage (0627), Skorpion (0628), Schütze (0629), Steinbock (0630), Wassermann (0631), Fische (0632) Von L. Cancer, 62 S., durchgehend farbig, Zeichnungen, Pappband. **DM 5,–**/S 39.–

So deutet man Träume
Die Bildersprache des Unbewußten.
(0444) Von G. Haddenbach, 160 S., Pappband. **DM 9,80**/S 79,–

Die Familie im Horoskop
Glück und Harmonie gemeinsam erleben – Probleme und Gegensätze verstehen und tolerieren. (4161) Von B. A. Mertz, 296 S., 40 Zeichnungen, kart. **DM 19,80**/S 159,–

Erkennen Sie Psyche und Charakter durch Handdeutung
(4176) Von B. A. Mertz, 252 S., 9 s/w-Fotos, 160 Zeichnungen, kart. **DM 36,–**/S 298,–

Falken-Handbuch Kartenlegen
Wahrsagen mit Tarot-, Skat-, Lenormand- und Zigeunerblättern. (4226) Von B. A. Mertz, 288 S., 38 Farb- und 108 s/w-Abb. Pappband. **DM 39,–**/S 319,–

I Ging der Liebe
Das altchinesische Orakel für Partnerschaft und Ehe. (4244) Von G. Damian-Knight, 320 S., 64 s/w-Zeichnungen, Pappband. **DM 29,80**/S 239,–

Bauernregeln, Bauernweisheiten, Bauernsprüche
(4243) Von G. Haddenbach, 192 S., 62 Farbabb. 9 s/w-Fotos, 144 s/w-Zeichnungen, Pappband. **DM 29,80**/S 239,–

Neue Medien

Programm und Publikum
Der ständige Versuch einer Annäherung. Beiträge und Reden über das öffentlich-rechtliche Fernsehen.
(0874) Von A. Schardt, 167 S., kart. **DM 19,80**/S 159,–

Computer Grundwissen
Eine Einführung in Funktion und Einsatzmöglichkeiten. (4302) Von W. Bauer, 176 Seiten, 193 Farb- und 12 s/w-Fotos, 37 Computergrafiken, kart., **DM 29,80**/S 239.–
(4301) Pappband, **DM 39,–**/S 319.–

Einführung in die Programmiersprache BASIC. (4303) Von S. Curran und R. Curnow, 192 S., 92 Zeichnungen, kart. **DM 19,80**/S 159.–

Lernen mit dem Computer. (4304) Von S. Curran und R. Curnow, 144 S., 34 Zeichnungen, Spiralbindung. **DM 19,80**/S 159.–

Computerspiele, Grafik und Musik
(4305) Von S. Curran und R. Curnow, 147 S., 46 Zeichnungen, Spiralbindung. **DM 19,80**/S 159.–

dBase III
Einführung für Einsteiger und Nachschlagewerk für Profis. (4310) Von J. Brehm, G. A. Karl, 211 S., 23 Abb., kart. **DM 58,–**/S 460.–

Das Medienpaket
Buch und Programmdiskette „dBase III" zusammen (4312) **DM 98,–**/S 784.–

Garantiert BASIC lernen mit dem C 128
Mit kompletter Kurs-Diskette
(4321) Von A. Görgens, 288 S., 4 s/w-Fotos, 83 Zeichnungen, kart.
DM 49,–/S 398.–

Grundwissen Informationsverarbeitung
(4314) Von H. Schiro, 312 S., 59 s/w-Fotos, 13 s/w-Zeichnungen, Pappband. **DM 58,–**/S 460.–

Heimcomputer-Bastelkiste
Messen, Steuern, Regeln mit C 64-, Apple II-, MSX-, TANDY-, MC-, Atari- und Sinclair-Computern. (4309) Von G. A. Karl, 256 S., 160 Zeichnungen, kart.
DM 39,–/S 319.–

WORDSTAR 2000
Textverarbeitung für Einsteiger und Profis Mit erprobten Anwendungen aus der Praxis
(4317) Von D. Nasser, 200 S., 9 s/w-Fotos, 3 Zeichnungen, kart.
DM 59,–/S 469.–

Drucker und Plotter
Text und Grafik für Ihren Computer.
(4315) Von K.-H. Koch, 192 S., 12 Farbtafeln, 5 s/w-Fotos, kart.
DM 39,–/S 319.–

Textverarbeitung mit Home- und Personal-Computern
Systeme – Vergleiche – Anwendungen.
(4316) Von A. Görgens, 128 S., 49 s/w-Fotos, kart. **DM 29,80**/S 239,–

Maschinenschreiben
In 10 Tagen spielend gelernt.
Von Unterrichtsmeister Hoppius.
(7008) Diskette für den C 64 und C 128 PC **DM 49,80**/S 448,–*
(Best.-Nr. Ariolasoft: 72631)
(7009) für IBM + kompatible,
DM 79,–/S 719,–*
(Best.-Nr. Ariolasoft: 78631)
(7010) für Schneider CPC 464, 664, 6128, **DM 69,–**/S 619,–*
(Best.-Nr. Ariolasoft: 74631)
*(unverbindliche Preisempfehlung)
Vertrieb ausschließlich über Ariolasoft. An Falken gerichtete Bestellungen werden weitergeleitet

The Grammar Master
Englische Grammatik üben und beherrschen.
(7002) Von Data Beutner. Diskette für den C 64, C 128 (im 64er Modus) **DM 49,80**/S 448,–* (unverbindliche Preisempfehlung)
Vertrieb ausschließlich über Ariolasoft. (Best.-Nr. Ariolasoft: 72630)
An Falken gerichtete Bestellungen werden weitergeleitet

Lernhilfen

Deutsch für Ausländer im Selbstunterricht
Ausgabe für Jugoslawen
(0261) Von I. Hladek und E. Richter, 132 S., 62 Zeichnungen, kart.
DM 9,80/S 79.–

Deutsch – Ihre neue Sprache.
Grundbuch (0327) Von H.-J. Demetz und J. M. Puente, 204 S., mit über 200 Abb., kart. **DM 14,80**/S 119.–

Das Deutschbuch
Ein Sprachprogramm für Ausländer, Erwachsene und Jugendliche.
Autorenteam: J. M. Puente,
H.-J. Demetz, S. Sargut, M. Spohner.

Grundbuch Jugendliche
(4915) Von Puente, Demetz, Sargut, Spohner, Hirschberger, Kersten, von Stolzenwaldt, 256 S., durchgehend zweifarbig, kart. **DM 19,80**/S 159.–

Grundbuch Erwachsene
(4901) Von Puente, Demetz, Sargut, Spohner, 292 S., durchgehend zweifarbig, kart. **DM 24,80**/S 198.–

Arbeitsheft
zu Grundbuch Erwachsene und Jugendliche. (4903) Von Puente, Demetz, Sargut, Spohner, 160 S., durchgehend zweifarbig, kart. **DM 16,80**/S 139.–

Aufbaukurs
(4902) Von Puente, Demetz, Sargut, Spohner, 232 S., durchgehend zweifarbig, kart. **DM 22,80**/S 182.–

Lehrerhandbuch Grundbuch Erwachsene
(4904) 144 S., kart. **DM 14,80**/S 119.–

Lehrerhandbuch Grundbuch Jugendliche
(4929) 120 S., kart. **DM 14,80**/S 119.–

Lehrerhandbuch Aufbaukurs
(4930) 64 S., kart. **DM 9,80**/S 79.–

Glossare Erwachsene:
Türkisch
(4906) 100 S., kart. **DM 9,80**/S 79.–
Englisch
(4912) 100 S., kart. **DM 9,80**/S 79.–
Französisch
(4911) 104 S., kart. **DM 9,80**/S 79.–
Spanisch
(4909) 98 S., kart. **DM 9,80**/S 79.–
Italienisch
(4908) 100 S., kart. **DM 9,80**/S 79.–
Serbokroatisch
(4914) 100 S., kart. **DM 9,80**/S 79.–
Griechisch
(4907) 102 S., kart. **DM 9,80**/S 79.–
Portugiesisch
(4910) 100 S., kart. **DM 9,80**/S 79.–
Polnisch
(4913) 102 S., kart. **DM 9,80**/S 79.–
Arabisch
(4905) 100 S., kart. **DM 9,80**/S 79.–

Glossare Jugendliche:
Türkisch
(4927) 104 S., kart. **DM 9,80**/S 79.–
Italienisch
(4932) Von A. Baumgartner, 104 S., kart. **DM 9,80**/S 79.–
Spanisch
(4933) Von M. Weidemann, 104 S., kart. **DM 9,80**/S 79.–
Serbokroatisch
(4934) Von M. Vuckovic, 104 S., kart. **DM 9,80**/S 79.–

Verzeichnisses (s. Seite 1) – Änderungen, im besonderen der Preise, vorbehalten –

Griechisch
(4936) Von Dr. G. Tzounakis, 112 S., kart.
DM 9,80/S 79.–

Tonband Grundbuch Erwachsene
(4916) Ø 18 cm. **DM 125,–**/S 1.000.–

Tonband Grundbuch Jugendliche
(4917) Ø 18 cm. **DM 125,–**/S 1.000.–

Tonband Aufbaukurs
(4918) Ø 18 cm. **DM 125,–**/S 1.000.–

Tonband Arbeitsheft
(4919) Ø 18 cm. **DM 89,–**/S 712.–

Kassetten Grundbuch Erwachsene
(4920) 2 Stück à 90 Min. Laufzeit.
DM 39,–/S 319.–

Kassetten Grundbuch Jugendliche
(4921) 2 Stück à 90 Min. Laufzeit.
DM 39,–/S 319.–

Kassetten Aufbaukurs
(4922) 2 Stück à 90 Min. Laufzeit.
DM 39,–/S 319.–

Kassette Arbeitsheft Grundbuch
(4923) 60 Min. Laufzeit.
DM 19,80/S 159.–

Overheadfolien Grundbuch Erwachsene
(4924) 60 Stück **DM 159,–**/S 1.270.–

Overheadfolien Grundbuch Jugendliche
(4925) 59 Stück. **DM 159,–**/S 1.270.–

Overheadfolien Aufbaukurs
(4931) 54 Stück. **DM 159,–**/S 1.270.–

Diapositive Grundbuch Erwachsene
(4926) 300 Stück. **DM 398,–**/S 3.184.–

Bildkarten
zum Grundbuch Jugendliche und Erwachsene. (4928) 200 Stück.
DM 159,–/S 1.270.–

Maschinenschreiben für Kinder
(0274) Von H. Kaus, 48 S., farbige Abb., kart. **DM 5,80**/S 49.–

So lernt man leicht und schnell
Maschinenschreiben
Lehrbuch für Selbstunterricht und Kurse. (0568) Von J. W. Wagner, 112 S., 31 s/w-Fotos, 36 Zeichnungen, kart.
DM 19,80/S 159.–

Maschinenschreiben durch Selbstunterricht
(0170) Von A. Fonfara, 84 S., kart.
DM 5,80/S 49.–

Stenografie leicht gelernt
im Kursus oder Selbstunterricht. (0266) Von H. Kaus, 64 S., kart.
DM 6,80/S 59.–

Buchführung
leicht gefaßt. Ein Leitfaden für Handwerker und Gewerbetreibende. (0127) Von R. Pohl. 104 S., kart.
DM 7,80/S 69.–

Buchführung leicht gemacht
Ein methodischer Grundkurs für den Selbstunterricht. (4238) Von D. Machenheimer, R. Kersten, 252 S., Pappband.
DM 29,80/S 239.–

Schülerlexikon der Mathematik
Formeln, Übungen und Begriffserklärungen für die Klassen 5–10. (0430) Von R. Müller, 176 S., 96 Zeichnungen, kart.
DM 9,80/S 79.–

Mathematik verständlich
Zahlenbereiche Mengenlehre, Algebra, Geometrie, Wahrscheinlichkeitsrechnung, Kaufmännisches Rechnen. (4135) Von R. Müller, 652 S., 10 s/w- und 109 Farbfotos, 802 farbige und 79 s/w-Zeichnungen, über 2500 Beispiele und Übungen mit Lösungen, Pappband.
DM 68,–/S 549.–

Mathematische Formeln für Schule und Beruf
Mit Beispielen und Erklärungen. (0499) Von R. Müller, 156 S., 210 Zeichnungen, kart. **DM 9,80**/S 79.–

Rechnen aufgefrischt
für Schule und Beruf. (0100) Von H. Rausch, 144 S., kart. **DM 6,80**/S 59.–

Mehr Erfolg in Schule und Beruf
Besseres Deutsch
Mit Übungen und Beispielen für Rechtschreibung, Diktate, Zeichensetzung, Aufsätze, Grammatik, Literaturbetrachtung, Stil, Briefe, Fremdwörter, Reden. (4115) Von K. Schreiner, 444 S., 7 s/w-Fotos, 27 Zeichnungen, Pappband.
DM 29,80/S 239.–

Richtiges Deutsch
Rechtschreibung · Zeichensetzung · Grammatik · Stilkunde. (0551) Von K. Schreiner, 128 S., 7 Zeichnungen, kart.
DM 9,80/S 79.–

Diktate besser schreiben
Übungen zur Rechtschreibung für die Klassen 4–8. (0469) Von K. Schreiner, 152 S., 31 Zeichnungen, kart.
DM 9,80/S 79.–

Aufsätze besser schreiben
Förderkurs für die Klassen 4–10. (0429) Von K. Schreiner, 144 S., 4 s/w-Fotos, 27 Zeichnungen, kart. **DM 9,80**/S 79.–

Deutsche Grammatik
Ein Lern- und Übungsbuch. (0704) Von K. Schreiner, 112 S., kart.
DM 9,80/S 79.–

Besseres Englisch
Grammatik und Übungen für die Klassen 5 bis 10. (0745) Von E. Henrichs, 144 S.,
DM 12,80/S 99,–

Richtige Zeichensetzung
durch neue, vereinfachte Regeln. Erläuterungen der Zweifelsfragen anhand vieler Beispiele. (0774) Von Prof. Dr. Ch. Stetter, 160 S., kart. **DM 9,80**/S 79,–

Bestellschein

Erfüllungsort und Gerichtsstand für Vollkaufleute ist der jeweilige Sitz der Lieferfirma. Für alle übrigen Kunden gilt dieser Gerichtsstand für das Mahnverfahren. Falls durch besondere Umstände Preisänderungen notwendig werden, erfolgt Auftragserledigung zu dem bei der Lieferung gültigen Preis.
Ich bestelle hiermit aus dem Falken-Verlag GmbH, Postfach 1120,
D-6272 Niedernhausen/Ts., durch die Buchhandlung:

_____ Ex. _____

_____ Ex. _____

_____ Ex. _____

_____ Ex. _____

Name:

Straße: _____ Ort:

Datum: _____ Unterschrift:

Für die Schweiz: sFr.-Preise gemäß   Preisauszeichnung in der Buchhandlung